Rainer Gros

Hypochonders Ausfälle

Ungereimte Geschichten

I

Zu diesem Buch

Der Autor dieser Kurzgeschichten, promovierter Gynäkologe und Oberarzt an einer großen deutschen Frauenklinik, zählt zu den wenigen Autoren, die gleichermaßen überzeugend auf dem Bereich des Fachbuches und dem der Belletristik publizieren können.

Seine klare Sprache, die medizinische Zusammenhänge leicht verständlich macht, hat seine beiden Fachtitel «Die weibliche Brust» (Verlag de Gruyter) und «Gynäkologie für Frauen» (TRIAS) zu Standardwerken für interessierte Nichtmediziner gemacht.

Nachdem er durch seine Gedichte, Lieder und Drehbücher bereits viele Freunde gewinnen konnte, lag es nahe, auch eine Auswahl seiner Kurzgeschichten in einem Bändchen zusammenzufassen.

In ihrer skurrilen Verstrickung von Phantasie und Wirklichkeit sind sie – wie viele Delikatessen – vielleicht für manchen schwer verdaulich, aber Eines sind sie ganz sicher: vorzügliche Unterhaltung.

Rainer Gros

Hypochonders Ausfälle

Ungereimte Geschichten

Edition Hans Erpf

Für

Alena,

die mich immer wieder auf so
wunderbare Weise
von der Arbeit an diesem
Buch abgehalten hat.

Postfach 6018 · CH-3001 Bern
ISBN 3-905517-83-3

Die Phantasie kann sich in der Beschreibung des fiktiven Irrsinns noch so sehr anstrengen, sie wird den Einfallsreichtum des realen, alltäglichen Chaos nie erreichen.

Walter Sorg

Inhalt

Der Balkongarten

Wenn Sie dem sogenannten Frischgemüse, das man auf dem Markt oder in Supermärkten erhält, genauso skeptisch gegenüberstehen wie ich, werden Sie die folgende Geschichte sicher gut verstehen. Denn dann machen Sie sich auch Sorgen wegen der Schadstoffe in dem Boden, auf dem das Gemüse heranwächst, oder wegen der dubiosen Düngemethoden, womit es zu schnellerem Wachstum angetrieben wird. Ganz zu schweigen von den Giften, mit denen es gegen vermeintliche Schädlinge von skrupellosen Bauern überschüttet, oder gar von den radioaktiven Strahlen, mit denen es von einer folgenblinden Agrarindustrie haltbarer gemacht wird. So wie es fast schon selbstverständlich ist, die Oberfläche von Paprikaschoten zu wachsen wie einen Parkettboden, damit das glänzende Erscheinungsbild die giftigen Chemikalien aus dem Bewußtsein des Käufers verdrängt.

Während man sich früher auf die seltene Bezeichnung «aus natürlichem Anbau» noch halbwegs verlassen konnte, erzeugt sie heute durch ihre epidemische Verbreitung ebenso wie die Prädikate «bio» oder «öko» nur noch tiefes Mißtrauen.

Aus diesem Grund habe ich einmal pro Woche eine längere Fahrt zu einem Bauern meines Vertrauens unternommen, dessen Anbaumethoden noch meinen Vorstellungen von «natürlich» entsprachen. Tatsächlich war das Gemüse frisch und knackig, sein Vitamingehalt sicher noch höher als die Konzentration an Schadstoffen. Wo Hühner frei herumliefen und ein Hahn auf dem Mist saß, mußte die landwirtschaftliche Welt noch halbwegs in Ordnung sein.

Doch die ständig steigenden Benzinpreise und mein wachsendes Umweltbewußtsein zwangen mich schweren Herzens, die Fahrten zu dieser bewährten Quelle einzustellen.

«Du wirst an Skorbut sterben», witzelten meine Freunde, als ich ihnen von meiner Entscheidung erzählte.

«An Skorbut stirbt man nicht», antwortete ich, «wohl aber an den Giften, die in dem Supermarkt-Gemüse sind!»

«Dann mußt du dir einen eigenen Garten zulegen», schlug einer vor. Wie recht er hatte. Aber abgesehen von den winzigen Inseln mit natürlichem Erdreich, auf denen die Alleebäume stehen, gibt es im Umkreis von einigen Kilometern kein unbetoniertes Stück Land.

Der Garten müßte ja gar nicht groß sein, sinnierte ich und blickte nachdenklich zum Fenster hinaus, selbst die Größe meines Balkons wäre für etwas Gemüse schon ausreichend.

Mein Balkon?

Warum eigentlich nicht?

Er war nicht sonderlich groß, höchstens sechs Quadratmeter, aber er zeigte genau nach Süden und lag, in der vierten Etage, so hoch, daß die Abgase der

Autos längst nicht mehr so konzentriert waren wie auf ebener Erde. Es war eine geradezu geniale Idee, und ich wunderte mich, warum ich nicht schon längst darauf gekommen war.

Bei näherer Überlegung bot ein solcher Balkongarten, von dem beschränkten Platzangebot abgesehen, praktisch nur Vorteile. Da war vor allem der kurze Weg zu den Pflanzen, denen ich beim Wachsen zusehen konnte. Und dem Gemüse war es sicher egal, wo es wuchs, wenn es nur genug Wasser und Sonne hatte. Für das erste würde ich schon sorgen, und was die Sonne anging, so waren die Pflanzen im vierten Stock dem wärmespendenden Gestirn bereits näher als in einem ebenerdigen Garten.

Aber auch unter dem Aspekt möglicher Schädlinge schien mir die Lage hier oben vorteilhaft. Denn es war ausgesprochen unwahrscheinlich, daß sich ein Maulwurf oder eine Wühlmaus bis zu mir herauf buddeln oder ein Karnickel bis in den vierten Stock springen konnte. Eine guttrainierte Schnecke könnte eventuell die Hauswand bis zu meinem Balkon überwinden, aber bis sie oben ankäme, wäre die Ernte längst vorbei.

Blieben also nur noch die Schädlinge aus der Luft, die der Bauer üblicherweise mit einer Vogelscheuche zu vertreiben sucht. Aber auch in diesem Punkt brauchte ich mir keine Sorgen zu machen, denn unser Balkon grenzte unmittelbar an das Wohnzimmerfenster unserer altjüngferlichen Nachbarin, die dort tagsüber gemeinsam mit ihrem überfütterten Mops den Blick auf die Straße pflegte. Beide zusammen boten einen Anblick, der selbst eine hartgesottene Nebelkrähe beim Anflug auf meinen Balkon zu einer spontanen Kursänderung bewegen mußte.

Nur die Tauben, die es in unserer Straße in großer Menge gab, ließen sich häufig auf der nachbarlichen Fensterbank nieder. Allerdings auch nur, wenn sie mit entsprechenden Futtergaben gelockt wurden. Da die Tauben jedoch keine Bedrohung meiner gärtnerischen Ambitionen darstellten, betrachtete ich die Schädlingsfrage als erledigt.

Nach diesen Überlegungen war die ackerbauliche Nutzung meines Balkons beschlossene Sache.

Bis zum Frühjahr hatte ich zahlreiche großvolumige Blumenkästen auf dem Balkon verteilt und mit bester Pflanzenerde, die ich sackweise heranschaffte, gefüllt. Den ersten Sommer wollte ich dazu nutzen, Erfahrungen zu sammeln, und mich deshalb auf den Anbau meines Lieblingsgemüses, der Tomaten, konzentrieren. Um das Erscheinungsbild der Vegetation jedoch nicht zu eintönig werden zu lassen, setzte ich zwischen die Tomaten noch einige Kürbisse. Ich hatte nämlich gelesen, daß die Größe der Kürbisse ein gutes Maß für die Qualität des Anbaues darstellt, so daß ich meine gärtnerischen Fähigkeiten damit einer freiwilligen Selbstkontrolle unterziehen konnte.

Bei der Lektüre verschiedener Gartenbücher stieß ich zu meiner Überraschung immer wieder auf den Hinweis, daß Guano und Taubenmist die besten Gemüsedünger seien.

Da Guano von Kormoranen stammt und für teures Geld aus Südamerika importiert wird, Taubendreck in unserer Straße aber zum Nulltarif herumliegt, war es keine Frage, welchen Dünger ich für mein Gemüse nehmen würde.

Erst bei näherer Betrachtung mußte ich zu meiner Enttäuschung feststellen, daß die Tauben ihre Exkremente fast nur auf entlegenen Dächern und unerreichbaren Mauervorsprüngen ablegten. Lediglich auf der Fensterbank meiner Nachbarin klumpten einige stattliche Häufchen in erreichbarer Nähe. Was in meinen Augen nur daran liegen konnte, daß die Darmtätigkeit der Tauben durch den Anblick von Mops und Frauchen vehement angeregt wurde.

Da ich auf diese wertvollen Exkremente in meiner Reichweite nicht verzichten wollte, wartete ich, ein Kehrblech und ein altes Küchenmesser in Griffweite, bis sich Nachbarin und Mops zum Mittagessen zurückgezogen hatten. Als ich durch das gekippte Fenster das Klappern der Bestecke hörte, nahm ich das Messer und kratzte, über das Balkongeländer gebeugt, die Fäkalien aufs Blech. Ich hatte noch nicht einmal die Hälfte der Häufchen eingesammelt, als ich hinter der Scheibe ein bedrohliches Knurren vernahm. Mit einem gewaltigen Satz, den ich dem alten Fettsack gar nicht zugetraut hätte, erschien der Mops auf der Fensterbank und fletschte die Zähne. Diese sportliche Leistung schien auch sein Frauchen neugierig gemacht zu haben, denn sie erschien unmittelbar nach ihm am Fenster. Auf ihrer ohnehin stets mißmutigen Miene zeigte sich ungläubiges Erstaunen, als sie mich bei meiner Tätigkeit entdeckte.

Mit einem gequälten Lächeln zog ich mich zurück, wobei ich schweren Herzens einige prachtvolle Häufchen ungeerntet zurücklassen mußte. Sollte sie sie doch ihrem Mops verfüttern.

Aber wenn sie die Tauben mit Futter anlockte, dann konnte ich das schon lange.

Am nächsten Tag kaufte ich einen riesigen Sack Taubenfutter und streute einige Hände davon gleichmäßig über den Balkon.

Der einsetzende Flugverkehr war beachtlich. Das Futter schien den Tauben offensichtlich hervorragend zu schmecken, denn nach kurzer Zeit bestand der Balkon nur noch aus einem wogenden Meer gefiederter Leiber. Damit die lieben Tiere an ihrem neuen Futterplatz ungestört waren, hielt ich mich ganz im Hintergrund und beobachtete das emsige Treiben nur gelegentlich durch die Gardine. Erst als sich gegen Abend die letzte Taube zur Nachtruhe zurückgezogen hatte, nahm ich Eimer und Handfeger und trat auf den Balkon, um den Dünger einzusammeln.

Doch wer beschreibt mein Entsetzen, als ich den Balkon sah. Der Boden war wie leergefegt. Kein müdes Korn war übriggeblieben, und statt des erwarteten Meeres von Taubenmist entdeckte ich nur ein paar ausgefallene Flaumfedern. Offensichtlich hatte ich mich in der hygienischen Grundeinstellung der Vögel gewaltig verschätzt. Die Tiere mußten ihrem neuen Futterplatz einen so hohen Status eingeräumt haben, daß sie ihn nicht mit ihrem Stuhlgang verunreinigen wollten.

Als mein Blick auf die Fensterbank meiner Nachbarin fiel, erstarrte ich. Der Taubendreck vor ihrem Fenster reichte fast bis zur Unterkante der Scheibe. Es war nicht zu fassen: Was die Vögel bei mir gefressen hatten, hatten sie auf der Fensterbank des alten Drachens abgelegt. Hinter der Scheibe hockte der Mops und starrte mit gefletschten Zähnen zu mir herüber. Für einen Augenblick sah es so aus, als ob er grinste.

Zerknirscht zog ich mich ins Wohnzimmer zurück und ertappte mich bei der Überlegung, wie sich der Mops als Tomatendünger machen würde. Dann hatte ich die Lösung.

Im Bewußtsein, bald eine neue Ära zur Erzeugung hochwertigen Tomatendüngers einläuten zu können, ging ich zufrieden ins Bett.

Am nächsten Tag ging ich gleich nach dem Frühstück in die nächstgelegene Apotheke und besorgte mir die Großpackung eines schnell wirkenden Abführmittels. Das vermischte ich mit dem Taubenfutter und verteilte es wie am Vortag auf dem Balkon.

Der Erfolg war durchschlagend.

Bereits nach wenigen Stunden war der Boden des Balkons mit einem zwar noch weitmaschigen, aber doch schon deutlich erkennbaren weiß-braunen Teppich bedeckt, der bis zum Abend kaum noch etwas von den Fliesen erkennen ließ.

Nachdem sich die Tauben zur Ruhe begeben hatten, brachte ich die Ernte ein: fast einen halben Eimer voll. Für die gleiche Menge Guano hätte ich glatt einen Kredit aufnehmen müssen. Ich war so begeistert, daß ich beschloß, das Erfolgsrezept beizubehalten.

Bereits nach wenigen Tagen konnte ich feststellen, daß das Verhalten der Tauben von einem ganz gleichmäßigen Muster bestimmt wurde. Während «Neuankömmlinge» daran zu erkennen waren, daß sie noch besonders emsig nach den Körnern pickten, hatten sich die «Stammgäste» bereits eine eher geruhsame Freßweise zugelegt. Was vor allem daran lag, daß sie sich pausenlos hinterseitig entleerten.

Die außergewöhnlich schnelle Verdauung schien meine gefiederten Gäste offensichtlich auch etwas zu schwächen, denn die meisten von ihnen verzichteten auf größere Flugstrecken und ließen sich gleich auf dem vor meinem Haus stehenden Alleebaum nieder. Bei Einbruch der Dunkelheit hockten sie dort dicht gedrängt und lauschten den ungewohnten Regungen ihres Darmes.

Dank dieser erfolgreichen Düngung gediehen die Pflanzen auf meinem Balkon überaus prächtig. Alle zwei bis drei Tage verteilte ich den Taubenmist zwischen den Pflanzen, während ich gleichzeitig durch konsequente Fortführung der bewährten Fütterung den Nachschub sicherte.

Man konnte den Pflanzen regelrecht beim Wachsen zusehen, und bereits nach wenigen Wochen hatten die obersten Triebe das Balkongeländer erreicht.

Dann vergingen nur noch Tage, bis sich die Tomatentriebe mit den Kürbisranken auf der Straßenseite des Balkons zu einem üppig wuchernden Grün vereinigt hatten. Jede einzelne Pflanze schien mit intensiven Wachstumsanstrengungen darum bemüht, sich in der Enge des Balkons einen Platz an der Sonne zu sichern. Mit zunehmender Intensität der Sommersonne vollzog sich dann die weitere Entwicklung wie im Flug. Erst ließ ein Meer von gelben und roten Blüten mein Gärtnerherz höher schlagen, dann wurden die Blüten zu Knospen und die Knospen zu Früchten, und verwöhnt durch die üppige Düngung, begannen sich die zunächst grünen Früchte zu färben. Als ich das erste zarte Rot auf einer Tomate entdeckte, verspürte ich fast die gleiche Erregung wie an jenem Tag, als sich auf den Wangen meiner Jugendliebe nach meinem ersten unsittlichen Antrag das gleiche Phänomen gezeigt hatte.

Anfang August glich mein Balkon einem Urwald, und wenige Tage später konnte ich die erste reife Tomate pflücken. Es war ein unbeschreibliches Glücksgefühl, und ihr Geschmack stellte jedes Treibhausmachwerk um – dafür gibt's keine Worte – in den Schatten. Es war eine Sternstunde in der Geschichte des Gartenbaus.

Von diesem Tag an ging es mit der Ernte Schlag auf Schlag. Da ich meinen geliebten Pflanzen auch in dieser Phase des Erfolges den bewährten Dünger nicht vorenthalten wollte, setzte ich die Taubenfütterung in der gewohnten Weise fort. Während die Vögel tagsüber ungestört fressen und ihren Dung produzieren konnten, sammelte ich abends die Exkremente ein, verteilte sie zwischen den Pflanzen und erntete die nachgereiften Früchte.

Auf Grund der stärkeren Sonneneinstrahlung hingen die größten Gewächse auf der Außenseite des Balkons. Einer der Kürbisse war bereits groß wie ein Fußball und hatte sich aufgrund seines Gewichtes bis auf die Regenrinne gesenkt, die in Höhe des Bodens außen um den Balkon herumlief. Die übrigen Kürbisse hingen in unterschiedlicher Höhe zwischen Geländer und Regenrinne und boten mit ihrem satten Gelb einen malerischen Kontrast zu dem täglich dunkler werdenden Rot der Tomaten. Wenn ich abends nach Hause kam, genoß ich den Anblick schon von weitem und freute mich auf die Ernte und den Genuß der nachgereiften Früchte.

Eines Abends war es so spät geworden, daß ich erst nach Einbruch der Dunkelheit nach Hause kam. Ich bedauerte dies besonders, weil mir dadurch der gewohnte Anblick und die damit verbundene Vorfreude versagt blieben. Während ich noch gedankenverloren rätselte, wie viele Tomaten heute wohl zur Ernte anstünden, bog ich in meine Straße ein und ging erschrocken vom Gas.

Der Anblick, der sich mir in meiner sonst so stillen Straße bot, war überaus spektakulär. Fast genau vor meinem Haus herrschte ein Chaos, als wäre ein Flugzeug abgestürzt. Menschen liefen aufgeregt durcheinander, und der Tumult erhielt durch die rotierenden Blaulichter von Einsatzfahrzeugen einen besonders dramatischen Akzent.

Bei näherem Hinsehen erkannte ich eine zerbeulte Luxuslimousine, die quer zur Straße stand und von zwei Einsatzfahrzeugen der Polizei flankiert wurde. Da mein gewohnter Parkplatz ohnehin blockiert war, stellte ich meinen Wagen in der nächsten Parklücke ab und ging zu Fuß weiter. Langsam konnte ich erkennen, was passiert war. Die Nobelkarosse hatte offensichtlich mehrere parkende Wagen gerammt und war dann in ihrer jetzigen Position zum Stehen gekommen.

Wahrscheinlich stand der Fahrer unter Alkoholeinfluß, denn die durch Bäume und parkende Autos relativ enge Fahrbahn ließ keine großen Geschwindigkeiten zu.

Der Unfall mußte eben geschehen sein, denn der Unglücksfahrer stand noch an seinem Fahrzeug und diskutierte erregt mit zwei Polizisten. Die Besatzung des anderen Streifenwagens zog Kreidestriche auf der Straße. Ich trat etwas näher, um mehr von dem Disput mitzubekommen.

Trotz der vorgerückten Stunde hatten sich viele Schaulustige eingefunden, unter denen sich auch die Besitzer der demolierten Wagen befinden mußten, denn man hörte immer wieder Flüche und Drohungen, und die Polizisten mußten einige besonders aufgebrachte Passanten von dem Unglücksfahrer fernhalten.

Der Übeltäter schien tatsächlich alkoholisiert zu

sein, denn er versuchte sich dem vorgehaltenen Pusteröhrchen mit Händen und Füßen und den abenteuerlichsten Ausflüchten zu entziehen. So behauptete er steif und fest, daß Ganze sei nur passiert, weil er einer Taube ausweichen mußte, die ganz langsam über die Straße gewatschelt sei. Dabei habe er eine große gelbe Kugel gerammt und im gleichen Moment habe jemand mit einer Tomate nach ihm geworfen. Da habe er die Kontrolle über sein Fahrzeug verloren.

Während die Polizisten solche Ausreden von Verkehrsrowdies schon kannten und nachsichtig lächelten, quittierte die Menge die Geschichte mit grölendem Gelächter und Rufen wie «Nehmt ihm den Führerschein ab!» oder «Trunkenbold!».

Dabei machte der Mann eigentlich einen ganz distinguierten Eindruck. Aber so kann man sich täuschen.

Kopfschüttelnd ging ich auf meine Haustür zu, als ich im Schatten eines Baumes eine zersprungene gelbe Schale sah, aus der eine hellrote Masse quoll. Die Schale mußte einmal groß wie ein Fußball gewesen sein, und die hellrote Masse sah aus wie saftiges Fruchtfleisch. Wenn man nicht mitten in einer Großstadt gewesen wäre, hätte man das Ganze für einen aufgeplatzten Kürbis halten können. Auf jeden Fall gehörte es nicht hier auf die Straße. Ich sah mich um.

Die Polizisten diskutierten immer noch mit dem Verkehrsrowdy und unternahmen gerade einen neuen Versuch, ihn zum Blasen zu bewegen. Die Menge johlte; alle waren beschäftigt.

Warum sollte ich den wackeren Hütern des Gesetzes nicht etwas Arbeit abnehmen?

Mit einigen dezenten Fußbewegungen dirigierte ich die gelb-roten Brocken in den nächsten Gully.

Ich wollte gerade wieder auf meine Haustür zusteuern, als ich eine zermatschte Tomate sah. Sie mußte einer Hausfrau aus der Einkaufstasche gefallen sein.

Ich beförderte sie ebenfalls in den Gully.

Jetzt sah die Straße wieder ordentlich und sauber aus. Ich fühlte mich wie ein guter Staatsbürger.

Zufrieden wandte ich mich meiner Haustür zu.

Ich wollte eben den Schlüssel ins Schloß stecken, als mein Blick erneut abgelenkt wurde. Eine Taube kam zwischen den Bäumen hervor und watschelte den Bürgersteig entlang. Es war ein lauer Sommerabend, wahrscheinlich ging sie deshalb zu Fuß.

Vor meiner Haustür blieb sie stehen und sah zu mir hoch.

Ihre Augen waren leicht gerötet und lagen tief in den Höhlen, ihre Wangen waren eingefallen. Sie sah schlecht aus. Vielleicht sollte sie mal zum Tierarzt gehen.

Unverwandt blickte sie mich an. Dann senkte sie den Kopf, plusterte sich, drehte langsam ihren Körper und verschwand mit sanft schwankenden Bewegungen zwischen den parkenden Autos.

Es war auch schon reichlich spät für Tauben.

Inzwischen hatten sich die Polizisten von dem

Amokfahrer breitschlagen lassen, nach Indizien für seine Behauptungen zu suchen. Den Blick auf den Boden gerichtet und die grölende Menge im Gefolge, kamen sie die Straße herunter.

Da ich mit dieser Geschichte nichts zu tun hatte, schloß ich die Tür hinter mir und ging nach oben. Es wurde langsam Zeit ins Bett zu gehen, denn morgen lag ein anstrengender Tag vor mir. Noch vor dem ersten Sonnenstrahl wollte ich aufstehen und die Ernte einbringen.

Irgendwie hatte ich das Gefühl, daß die Zeit dafür jetzt reif war.

Vorsicht Freizeit

Als Sir Winston Churchill im hohen Alter einmal von Reportern nach dem Geheimnis seiner Vitalität gefragt wurde, antwortete er: «No sports, gentlemen!»

Angesichts der immer häufiger werdenden Berichte über sport- und freizeitbedingte Erkrankungen fühlt man sich mit Nachdruck an dieses Zitat erinnert. Wie sehr sich der einzelne von derartigen Meldungen betroffen fühlt, hängt jedoch vor allem davon ab, ob er sich in seinen persönlichen Aktivitäten von den geschilderten Problemen bedroht sieht.

Wenn professionelle Sportler bei Automobil- oder Skirennen schwer verletzt werden oder gar ums Leben kommen, registriert das Publikum dies mit schauderndem Entsetzen, aber auch aus der sicheren Distanz des ewigen Zaungastes. Zumal die beträchtlichen Einnahmen, die diesen Sportlern das gesundheitliche Risiko versüßen, den Trost gleich mitliefern.

Ganz anders sieht es allerdings aus, wenn sich der Freizeitsportler selbst mit Risiken konfrontiert sieht, die ihm sein geliebtes Hobby vermiesen können.

Einer der ältesten Vertreter aus der Garde der Sportverletzungen ist der traditionsreiche Tennis-Ellenbogen, der lange Zeit als Leiden einer privilegierten Oberschicht ein hohes Sozialprestige genoß. Entsprechend bot er seinem Träger auch eine Trostmöglichkeit, von der andere Erkrankungen nur träumen können, nämlich mit seiner Entstehungsgeschichte zu renommieren.

Seit Tennis jedoch zu einer Massenbewegung degeneriert ist und einem das monotone «Plopp-plopp» der gelben Filzkugeln aus jedem grünen Winkel der Vorstädte entgegenschallt, hat der Tennis-Ellenbogen seine Exklusivität verloren. Viele Tennisspieler greifen deshalb bei Einsetzen der typischen Beschwerden schnell noch einmal zum Golfschläger, um dieses ungleich prestigeträchtigere Gerät anschließend gut sichtbar in der häuslichen Garderobe abzustellen und sportliche Abstinenz fortan mit einem Golf-Ellenbogen zu erklären.

Da Körperertüchtigung und Kochkunst zwei wesentliche Stützpfeiler der abendländischen Kultur sind, sei an dieser Stelle auf ein kulinarisches Objekt hingewiesen, das eine dem Tennis genau umgekehrte Entwicklung genommen hat.

Die Rede ist hier von dem guten alten Hering, der früher in ungeheuren Schwärmen die Meere bevölkerte und in entsprechend großen Mengen gefangen wurde. Nach glaubwürdigen Aussagen unserer Großeltern führte er als Volksnahrungsmittel ein unwürdiges Dasein auf der Schattenseite der Speisekarten. Sein Erscheinen auf dem häuslichen Speiseplan soll zu entsetzten Ausrufen wie «Schon wieder Hering!» geführt haben.

Doch das ungezügelte Fangen dieses Fisches und die ebenso ungebremste Einleitung heringsunfreundlicher Substanzen in die Weltmeere dezimierten die Bestände an diesem Fisch so dramatisch, daß er zu einer seltenen und entsprechend teuren Delikatesse wurde. Man kann sich das Schauspiel auf dem Meeresboden bildlich vorstellen – wie etwa Mutter Hummer aufgeregt ihre Jungen zu sich ruft und mit der Schere nach oben deutet, wo ein einsamer Fisch vorbeischwimmt.

«Seht, Kinder, das ist ein Hering!» erklärt sie ihnen. «Als ich noch klein war, sah man manchmal mehrere von ihnen auf einem Haufen. Das nannte man einen Schwarm!»

Und während die Hummerkinder staunend dem exotischen Wesen nachstarren, wird sich Mutter Hummer wieder zur Siesta in ihr Ölfaß zurückziehen und sich freuen, daß sie ihren Kindern noch einmal eine solche Rarität bieten konnte.

Das Stichwort «Rarität» führt zurück zum Ellenbogen, neben dessen Schädigung durch das Tennisspielen andere Arten der Belastung eine zahlenmäßig untergeordnete Rolle spielen. Trotzdem sollen Bowling, Fechten und Speerwerfen der Vollständigkeit halber angeführt werden.

Nicht unerwähnt bleiben darf auch die Existenz eines sogenannten «Stoßer-Ellenbogens», da diese Bezeichnung auch passionierte Nicht-Sportler ins Grübeln bringt. Allerdings nur, bis sie erfahren, daß es sich hierbei um eine typische Erkrankung des K u g e l - Stoßers handelt.

Da Berufs- und Hobbysportler jedoch mehr Gliedmaßen besitzen als einen verletzungsanfälligen Ellenbogen, lesen sich die Horrormeldungen aus der Freizeitszene wie ein *Who's who* der Anatomie, und es dürfte kaum ein Sportler übrigbleiben, der nach der Lektüre solcher Berichte seiner Passion noch unbefangen nachgehen kann.

Der Jogger, im festen Glauben, für seine Gesundheit das Beste zu tun, sieht sich nicht weniger als zehn für seinen Sport typischen Erkrankungen gegenüber, wobei er Schäden an Bändern und Gelenken noch schweren Herzens akzeptieren wird. Wenn er aber von «Jogger's Petechien» (Hautblutungen durch Joggen) oder von «Jogger's Nipple» (Entzündungen der Brustwarze durch Joggen) hört, wird er anfangen zu stutzen.

Ganz zu schweigen von dem Jogger, der sich beim Dauerlauf einen «Jogger's Itch» zugezogen hat, eine häßlich gerötete und schmerzende Hautreizung zwischen den Beinen, die der Volksmund schlicht «Wolf» nennt. Trotz des maskulinen Wortes handelt es sich dabei jedoch um eine sehr unmännliche Hautveränderung, wie man sie sonst nur bei schlecht gewickelten Säuglingen findet.

Das eigentliche Damoklesschwert über dem Haupt des Joggers ist jedoch der «Penile Frostbite», Erfrierungen an dem gleichnamigen Körperteil, wie sie bei übereifrigen Dauerläufern in ungünstiger Jahrezeit auftreten. Diese Erkrankung, deren Erscheinungsbild an ein unsachgemäß gelagertes Tiefkühlwürstchen («Gefrierbrand») erinnert, entsteht dadurch, daß die Anstrengung des Laufens die Empfindlichkeit dieses ansonsten durchaus sensiblen Organs bis zur Gefühllosigkeit herabsetzt und die Unterkühlung deshalb zu spät bemerkt wird.

Da dieses Körperteil zu den am schwersten zu ersetzenden Teilen des menschlichen Körpers gehört und sein Fehlen zu beträchtlichen psychischen und physischen Problemen führt, soll an dieser Stelle noch auf eine besonders hinterhältige Gefahr hingewiesen werden, die an einigen australischen Stränden lauert. Die Rede ist von der sogenannten Mördermuschel, einem bis zu zwei Fuß langen grauen Monstrum, das so alt und verwittert aussieht, als wäre es schon vor Jahrtausenden abgestorben und versteinert. Doch wenn etwas Eßbares in die Nähe dieser heimtückischen Muschel kommt, sei es ein Fisch oder der warme Körperteil eines Schwimmers, schnappen seine beiden Schalen blitzartig und mit der Unbarmherzigkeit einer Guillotine zu.

Und wer hat sie nicht schon mit Grausen gehört, die Geschichte des Flitterwöchners, der in der lauen australischen Nacht die Kleider am Strand ließ und dann in den warmen Wogen an die falsche Muschel geriet.

Aber auch an südasiatischen Stränden ist Vorsicht geboten, da hier eine Schnappschildkröte ihr Unwesen treibt, die ihrem Namen alle Ehre macht und der Mördermuschel in nichts nachsteht. Gegen diese beiden Fleischfresser wirken südamerikanische Piranhas wie harmlose Goldfische.

Wer angesichts dieser Gefahren lieber an Land bleibt, um sein Trainingsprogramm auf dem Fahrrad zu absolvieren, wird bei Diagnosen wie «Fahrrad-Harnträufeln» oder «Fahrrad-Neuritis» schnell zur Besinnung gebracht und seinen Drahtesel mit Rücksicht auf Blase und Nervensystem lieber stehenlassen.

Doch wohin der Blick auf der Suche nach einem gefahrlosen Freizeitsport auch geht, er landet immer wieder im Hospital:

Selbst in harmlosen europäischen Gewässern werden Wassersportler von Diagnosen wie «Waterski's Enema», «Taucher-Flöhen», «Surfer-Knoten» und «Schwimmbrillen-Migräne» abgeschreckt. Gedanken an Kampfsport werden bei «Boxer-Enzephalopathie», «Judo's Itch», «Karate-Myoglobinurie» und «Ringer-Herpes» im Keim erstickt, und wer glaubt, er könne dem Körperkontakt mit seinem Gegner auf Rollschuhen oder Skateboards entgehen, der benötigt schon das Gemüt eines Kamikazefliegers, um von dem entsprechenden Katalog einschlägiger Risiken nicht abgeschreckt zu werden.

Aber auch bei Mannschaftssportarten, die aufgrund des Herdenprinzips besseren Schutz erhoffen lassen, steht man schnell wieder mit einem Bein in der Klinik: Neben den hinlänglich bekannten rüden Regelwidrigkeiten beim Fußball und Eishockey, die der Schiedsrichter leicht erkennen und ahnden kann, sind besonders die Fouls beim Wasserball zu erwähnen, da sie unter der gekräuselten Wasseroberfläche meist im verborgenen bleiben und fast immer die besonders empfindliche Gegend unterhalb der Gürtellinie betreffen. Als Folge dieser Regelwidrigkeiten sind die gefoulten Spieler oft tagelang – bezüglich der Funktion dieser Region – außer Gefecht gesetzt.

Die Praxis, Gegner durch versteckte Schläge in entsprechend sensible Zonen außer Gefecht zu setzen, hat inzwischen in fast allen Mannschaftssportarten Einzug gehalten und unter anderem zur «Basketball-Impotenz» geführt, so daß manche Sportlerkarriere vorzeitig durch ein Veto der Partnerin beendet wurde und wird.

Wer jetzt von derartigen Sportarten die Nase voll hat und glaubt, auf der friedlichen Wiese eine ruhige Kugel schieben zu können, sieht sich von Krankheitsbildern wie «Lawnmower-Arm» oder «Frisbee-Finger» schnell eines Besseren belehrt.

Aber was soll man mit seiner Freizeit noch anfangen, wenn sogar sparsamste Bewegungen am Spielautomaten («Slotmachine-Tendinitis») oder beim Computerspiel («Space-Invadors-Wrist») Risiken beinhalten und der millionenfach gespielte «Game-Boy» Epilepsie auslösen soll?

Man fühlt sich in seiner Freizeit von Gefahren regelrecht umzingelt, weil selbst die schützende Motorradausrüstung («Sturzhelm-Hypoxie») oder die Lieblingskleidung («Jeans-Dermatose») zu Requisiten der Angst werden. Und sogar wenn man, optimistisch durchwärmt von den Strahlen der Sommersonne, an den Strand flieht, bieten die spärliche Bekleidung («Bikini-Bottom», «Badehosen-Follikulitis») und der kühlende Trost der Eiscreme («French-Vanilla-Frostbite») wieder nur die deprimierende Alternative zwischen Scylla und Charybdis.

Wer sich schließlich im vermeintlichen Schutz der Dunkelheit in eine Discothek wagt, benötigt endgültig den Nihilismus der No-future-Mentalität, um sich angesichts der sicheren Invalidität («Disco-Schwerhörigkeit», «Disco-Laser-Sehstörung», «Punk-Auge») freiwillig dem Trauma moderner Unterhaltungstechnik auszusetzen. Was soll der leidgeprüfte Freizeit-Aktivist aber überhaupt noch machen, wenn selbst der absolute Höhepunkt aller denkbaren Freizeitbeschäftigungen («Flitterwochen-Cystitis») im Sprechzimmer des Facharztes endet und auch die totale Passivität vor dem Bildschirm («Fernseh-Thrombose») oder unter der künstlichen Sonne («Solarien-Erythem») nur neue Gefahren heraufbeschwört?

Und wenn selbst im verzweifelten Gebet («Prayer's Nodules») Risiken lauern, dann bleibt eigentlich nur noch eine Möglichkeit: die Freizeit aus Sicherheitsgründen abzuschaffen.

Im Jahre 1980 veranstaltete die deutsche Ausgabe eines großen Herrenmagazins einen mit 20 000 DM dotierten Wettbewerb um die «Kurzgeschichte des Jahres», auf den sich die nachfolgende Geschichte bezieht.

Jean-Baptiste Poquelin

Falls Sie es noch nicht gemerkt haben: ich schreibe gerne. Und zwar am liebsten Gedichte zu besonderen festlichen Anlässen, die ich dann im Familien- oder Freundeskreis selbst vortrage. Wobei ich als Arzt auch gelegentlich meine Kollegen bei berufsbedingten Festlichkeiten mit einem Verslein erfreue.

Sie kennen solche Möchtegern-Künstler wie mich sicher auch aus Ihrem Bekanntenkreis, denn es gibt uns überall. Man hört uns geduldig zu, manche lachen höflich, und gelegentlich erhalten wir sogar artige Komplimente. Da wir an die Resonanz im Publikum keine übertriebenen Ansprüche stellen, reicht uns schon ein bescheidenes Echo, um uns als Dichter bestätigt zu fühlen und bei nächster Gelegenheit wieder zuzuschlagen.

Doch bei aller Bescheidenheit – ein wenig unterscheide ich mich schon von diesen «Reim dich oder ich schlag dich» – Poeten, denn ich schreibe nicht nur

Poesie, sondern auch Prosa, bediene mich also jener dichterischen Ausdrucksform, die im Gegensatz zur Poesie auf den Reim verzichtet. Wobei es im übrigen ein Irrtum ist zu glauben, daß Prosa wegen des fehlenden Gleichklanges der Endsilben leichter zu verfassen sei. Das Gegenteil ist der Fall. Denn während man bei der Poesie durch den Wohlklang des Verses eher einmal über inhaltliche Schwächen hinwegsieht, werden die Sätze eines Prosatextes unbarmherzig an ihrem Inhalt gemessen.

Daß es für diesen Inhalt gelegentlich besondere Erfolgskriterien gibt, möchte ich Ihnen im folgenden erzählen.

In der letzten Ausgabe des führenden Herrenmagazins wurde nämlich in großer Aufmachung die Kurzgeschichte des Jahres gesucht; der erste Preis war mit 20.000 Mark dotiert. Als wichtigste Bedingung durften nur solche «Autoren» teilnehmen, von denen bisher noch nichts veröffentlicht worden war.

Mit der für mich typischen selbstkritischen Bescheidenheit war mir sofort klar, daß ich aufgrund dieser Voraussetzung mit keiner ernsthaften Konkurrenz zu rechnen hatte, so daß ich vor allem vor der Frage stand: Was fange ich mit 20.000 Mark an?

Wenn mich etwas bewegt, muß ich mit irgend jemandem darüber sprechen. Deshalb lief ich mit dem Magazin in die Küche, wo meine Zugehfrau, die treue Frau Schmidt, gerade die Spuren des Mittagessens beseitigte. Ich wedelte mit dem Heft vor ihrer Nase herum. «Raten Sie mal, was ich hier habe?»

Ich legte das Magazin mit der Titelseite nach oben auf den Küchentisch.

Sie warf einen geringschätzigen Blick darauf, dann wandte sie sich wieder ihrem Abwasch zu.

«Sie sollten Ihr Geld nicht für so ein Wutze-Blatt ausgeben», meinte sie ungnädig, «geben Sie mir lieber eine Gehaltserhöhung!»

Frau Schmidt hatte einen ausgeprägten Hang für das Praktische, der besonders bei finanziellen Dingen zum Tragen kam. Darüber hinaus hatten ihre Aussagen immer etwas besonders Klares, da sie auf dem Weg von ihrer gedanklichen Entstehung bis zur sprachlichen Äußerung nicht von Hemmnissen wie Sensibilität oder Distanziertheit gestört wurden. Als ihr Gesprächspartner tat man deshalb gut daran, ihre Äußerungen nicht auf die Goldwaage zu legen.

«Frau Schmidt» – ich tippte mit dem Zeigefinger auf das Titelblatt –, «hier wird die Kurzgeschichte des Jahres gesucht!»

Sie blickte verständnislos durch mich hindurch. Da in den von ihr favorisierten Printmedien keine Kurzgeschichten vorkommen, konnte sie mit meiner Aussage nicht viel anfangen.

«Der erste Preis ist mit zwanzigtausend Mark dotiert», ergänzte ich meine Meldung.

Sie ließ die Spülbürste sinken und sah mich mit aufblitzendem Interesse an. Da ihre Beziehung zu Geld wesentlich besser entwickelt war als zur Literatur, war eine Zahl, die vor einer vertrauten Währungseinheit stand, für sie durchaus etwas Faßbares.

Die Lider an ihrem linken Auge verengten sich etwas, ein untrügliches Zeichen dafür, daß sie nachdachte.

«Zwanzigtausend Mark», wiederholte sie und sah mich nachdenklich an, «dann wird sich wohl jeder daran beteiligen, der einen Stift halten kann.»

Damit war das Thema für sie erledigt. Sie zuckte mit den Schultern und griff wieder nach ihrer Spülbürste. In ihrer nüchternen Art hatte sie meine Chancen überschlagen und war offensichtlich zu keinem sehr günstigen Ergebnis gekommen. Sie war wieder mit Inbrunst am Spülen.

«Ich war in Deutsch der Beste!» versuchte ich etwas Optimismus zu säen.

«Der Zweitbeste!» korrigierte sie mich unnachsichtig. In einer schwachen Stunde hatte ich ihr einmal gestanden, daß es doch nicht zum Primus gereicht hatte. Was, wie sich jetzt herausstellte, ein Fehler gewesen war. Denn nichts zeigt den Charakter eines Menschen besser als sein Umgang mit intimen Geheimnissen.

Wenn sie eines Tages meinen Haushalt verlassen sollte, würde ich ihr die ganze Wahrheit über mein Zeugnis verraten. Von diesem Schock würde sie sich so schnell nicht erholen.

Sie hatte den letzten Teller gespült und trocknete ihre Hände an der Schürze ab, während sie mich ansah. Mein trauriger Blick schien die mütterliche Saite in ihr zum Schwingen zu bringen.

«Wollen sie da wirklich mitmachen?» fragte sie fürsorglich; dabei gelang es ihr jedoch nicht, die Skepsis aus ihrer Miene zu verbannen.

Daß sie so an mir zweifelte, traf mich hart. Immerhin hatte ich ihr bisher jedes neue Gedicht vorgelesen und in ihr immer eine dankbare Zuhörerin gefunden. Reimen betrachtete sie als eine große Kunst, und so hatte sie mir stets das Gefühl vermittelt, ein großer Dichter zu sein. Auch wenn sie die Kritikfähigkeit eines taubstummen Claqueurs besaß, so hatte mich ihre moralische Unterstützung doch immer wieder zu neuen Versen motiviert. Sie war für mich eine treue Muse in der Kittelschürze, wie sie jeder Dichter braucht; ohne ihren Zuspruch würde mir ein wichtiges Stimulanz fehlen.

Sie mußte meine trüben Gedanken erraten haben, denn die Skepsis verschwand aus ihrem Gesicht.

«Worüber wollen Sie denn schreiben?» fragte sie behutsam.

Auch wenn das sicher nett gemeint war, kam diese Frage zu einem denkbar ungelegenen Zeitpunkt. Bevor ich ihr etwas Passendes antworten konnte, kam schon ihre nächste Frage, die wieder einmal den Realitätsbezug ihrer sprunghaften Gedankengänge bewies.

«Wer entscheidet denn über das Geld?»

Ich las ihr die Namen der Jury-Mitglieder vor,

durchweg namhafte Herren der deutschsprachigen Kulturszene.

«Nur Männer!» schnaubte sie geringschätzig, «dabei wird schon was Rechtes herauskommen.»

Das Thema war für sie endgültig erledigt.

Die verbliebene Zeit meiner Mittagspause wollte ich zu einem kleinen Spaziergang nutzen und dabei über das Thema einer möglichen Kurzgeschichte nachdenken.

‹Worüber wollen Sie denn schreiben?›

Frau Schmidts Frage klebte in meinem Ohr wie ein alter Kaugummi unter der Schulbank. Ich versuchte mir vorzustellen, was die Jury wohl erwartete. Eine versponnene Geschichte aus einer fiktiven Welt, eingewoben in skurrile Formulierungen, die den Aufbruch zu neuen literarischen Ufern signalisieren sollten?

Wohl kaum. Wer als Debütant Erfolg haben wollte, durfte sicher nicht fabulieren, sondern mußte erst einmal beweisen, daß er überhaupt schreiben konnte. Nicht in epischer Breite, sondern in kurzen, klaren Sätzen. Und wenn man die «Leser» eines solchen Herrenmagazins von den Hochglanzbildern der Mädchen ablenken wollte, dann nur über gute, leicht konsumierbare Unterhaltung. Denn dafür hatten sie schließlich das Heft gekauft.

Und wenn die Jury-Mitglieder ebenso dachten und sich bei der Lektüre der Geschichte amüsieren konnten, dann war man als Autor sicher auf dem richtigen Weg. Es mußte also eine unterhaltsame, aber auch inhaltlich leicht nachvollziehbare Geschichte sein, was sich, so überlegte ich mir, am besten mit einem Bezug zum Zeitgeschehen erreichen ließ.

Je länger ich darüber nachdachte, um so erfolgversprechender schien mir diese Strategie. Signalisierte nicht schon der Titel des Wettbewerbes, «Kurzgeschichte des Jahres», einen Bezug zu einem Thema unserer Zeit?

Ich blieb vor dem nächsten Kiosk stehen und ließ meine Augen über den bunten Blätterwald schweifen. Es war eine geballte Ladung Zeitgeschehen, wie sie komprimierter und farbiger kaum sein konnte. Politik, Wirtschaft, Autos, Klatsch, Sport, Sex ... es waren alle Themen vertreten, für die man sich überhaupt interessieren konnte.

Die Schlagzeilen der großen Tageszeitungen beschäftigten sich mit dem aktuellen weltpolitischen Thema Nummer eins, der Geiselnahme amerikanischer Staatsbürger durch den iranischen Staat.

«Präsident Carter verschärft den Boykott gegen Iran» und «Khomeini zu keinen Zugeständnissen bereit» lauteten die Titelmeldungen zweier renommierter Tageszeitungen.

Es war ein unerfreuliches Thema, das den meisten sicher schon zum Hals heraushing und für eine unterhaltsame Kurzgeschichte völlig ungeeignet war. Obwohl dieser Konflikt als historisches Phänomen Beachtung verdiente: ein greiser, psychopathischer Religionsführer, der uralte Regeln der Diplomatie, die selbst von den übelsten Diktatoren respektiert werden, mit Füßen trat. Dazu ein verblendetes Volk, das seinen aussichtslosen Kampf gegen den mächtigsten Staat dieser Erde mitmachen mußte. Ein sinnloses Spektakel auf der Bühne der Weltgeschichte: die Lemminge ziehen gegen Amerika.

Daß von dem trockenen Tisch der Weltpolitik gelegentlich auch ein fetter Krümel auf den Boden der journalistischen Niederungen fallen kann, bewies ein Boulevardblatt, das sich ebenfalls mit der Tragödie von Teheran befaßte.

«Geisel schwängert Bewacherin!» lautete seine Schlagzeile. Passend zu den gewohnten Informationen unterhalb der Gürtellinie meldete das Blatt, daß eine iranische Bewacherin ein Kind von einer amerikanischen Geisel erwarte, und leitete daraus die naheliegende Vermutung ab, daß es nicht allen amerikanischen Gefangenen so schlecht gehen könne. Tatsächlich konnte die Meldung etwas versöhnlich stimmen, denn was kann der Entspannung nützlicher sein als der unmittelbare menschliche Kontakt.

Tu felix Austria nube.

Leider wird die Nachricht dadurch getrübt, daß die arme Iranerin wegen ihres Kontaktes mit dem Ungläubigen von ihren Brüdern umgebracht worden ist. Abtreibung auf persisch. Es bleibt also doch ein unerfreuliches Thema.

Das gilt auch für das Thema Nummer zwei der Titelseiten, die Afghanistan-Krise, mit der sich die Sowjets kurz vor den olympischen Spielen in ihrer eigenen Hauptstadt ins weltpolitische Abseits manövriert haben.

«Olympisches Komitee der Bundesrepublik verzichtet auf Teilnahme an den Spielen» steht über einem der Artikel; daneben findet sich auch eine endlose Liste von Staaten, die ebenfalls ihren Boykott erklärt haben. Bis auf die Ostblockstaaten haben die meisten abgesagt.

Boykott wohin man blickte. Boykott schien im Jahre 1980 das zentrale Element der Außenpolitik zu sein.

Nachdenklich stand ich vor der Wand aus Titelblättern und bemerkte, wie mein Blick allmählich durch das Papier hindurchging. Ich versuchte ihn wieder zu fixieren und blieb an einem nackten Busen hängen, der ausgesprochen einladend aussah.

Plötzlich wurde mir klar, welch positive Wirkung von einem derartigen Anblick ausging und daß es doch noch erfreuliche Dinge gab, die einen für den trostlosen Alltag in der Weltpolitik entschädigen konnten.

Der Titel mit dem nackten Mädchen hing in einer Reihe mit ähnlichen Blättern, die alle mit einer geballten Ladung weiblicher Reize aufmachten. Mit Wohlgefallen nahm ich die Parade der appetitlichen Formen ab. Es war genau die Art von Anblick, für den der Begriff «Augenweide» geschaffen sein mußte.

«Guten Tag, Herr Doktor!»

Ich drehte mich erschrocken um.

Eine meiner Patientinnen, eine ältere Dame mit chronischer Gallenblasenentzündung, stand neben mir und sah mich mit einem hinterhältigen Schmunzeln an. In der einen Hand hielt sie eines der Blätter, das sich vorwiegend mit dem Klatsch an europäischen Königshäusern beschäftigt, in der anderen eine Leine, an der ein dicker Pudel hing.

Sein grauviolettes Fell schimmerte wie das Haar seines Frauchens. Sie schienen denselben Friseur zu haben. «Guten Tag», erwiderte ich höflich und versuchte, ihr mit meinem Körper den Blick auf die nackten Mädchen zu verstellen.

Sie beugte sich etwas zur Seite und sah mit unverhohlener Neugier an mir vorbei.

«Wollen sie sich auch etwas zum Lesen kaufen?» fragte sie boshaft.

Ich sah zu ihrem Pudel hinab, der an meinen Hosenbeinen herumschnupperte.

«Nein, ich sehe mich nur ein wenig um», erwiderte ich mit mühsam erzwungener Höflichkeit. In Anbetracht ihrer häufigen Gallenkoliken legte sie eine erstaunliche Impertinenz an den Tag.

Aber die nächste Kolik kam bestimmt.

Ihr Pudel hatte sich schnuppernd von meinen Hosenbeinen abgewandt und verfolgte jetzt, die Nase dicht über dem Boden und sein Frauchen hinter sich herziehend, eine interessantere Spur. Mit einem kurzen Gruß verschwand sie zwischen den Alleebäumen. Ich sah mich um. Es war niemand mehr in der Nähe, der mich kannte.

Ich verdrängte alle Skrupel und nahm die Parade der Damen ein zweitesmal ab. Es war in der Tat ein sehr erfreulicher Anblick, der einen auf die angenehmsten Gedanken bringen konnte. Tatsächlich spürte ich, wie diese Gedanken ein ganz banales, urmännliches Bedürfnis in mir hochkommen ließen.

Verschämt wandte ich mich ab. Ich kam mir vor wie ein pubertierender Schuljunge. Es war höchste Zeit, diesen primitiven Ort der Versuchung zu verlassen. Ich hatte mich gerade zwei Schritte von dem Kiosk entfernt, als mir ein ungeheuerlicher Gedanke in den Kopf schoß.

Ich wollte ihn abschütteln und mich auf den Rückweg und die mich in meiner Praxis erwartenden Probleme konzentrieren, aber meine Füße verweigerten mir den Dienst. Voller Verwirrung versuchte ich herauszufinden, was mit mir los war. Dann begriff ich.

Unterhalb meiner Gürtellinie hatte, offensichtlich durch die massive Ein- und Auswirkung feindlichen Propagandamaterials, eine Revolution stattgefunden. Der Generalbevollmächtigte für die Entsorgung zwischengelagerter Flüssigkeiten, sonst ein ebenso guter wie zuverlässiger Freund, hatte sich als Führer der Rebellen stark gemacht, und die Beine waren bereits zu ihm übergelaufen.

Natürlich waren mir derartige umstürzlerische Tendenzen nicht ganz fremd, aber ich hatte mich noch nie mit ihnen auf der Straße auseinandersetzen müssen. Vielleicht war es die warme Mittagssonne, die der Rebellion den entscheidenden Vorschub geleistet hatte.

Meine treulosen Beine stellten mich direkt vor der feindlichen Propaganda ab. Es war ein unfairer Kampf. Mit blieb nur die Kapitulation.

Wie üblich hatte auch dieser Umsturz nur ein Ziel, das vom Revolutionsrat mit überwältigender Mehrheit bestätigt wurde. Mein zaghafter Versuch, ein Veto einzulegen, wurde vom Führer der Rebellion abgeschmettert.

Dann beschloß der Revolutionsrat, wie das Ziel des Umsturzes diesmal in die Tat umgesetzt werden sollte. Es war eine kurze Debatte, die von den Wortführern der Revolution mit markigen Parolen wie «Du lebst nur einmal», «Variatio delectat» oder «Nur du selbst bist die Grenze» schnell zu ihren Gunsten entschieden wurde.

Ich versuchte mich zunächst gegen diesen Beschluß, der diesmal tatsächlich einen revolutionären Charakter hatte, zu wehren, doch ich befand mich auf verlorenem Posten.

Und dann, schneller als ich es mir selbst zugetraut hätte, fing ich an, mich mit dem Gedanken anzufreunden – nicht zuletzt deshalb, weil ich damit zwei Fliegen mit einer Klappe schlagen könnte. Zum einen würde der Chef der Aufständischen wieder besänftigt sein, und zum anderen hätte ich das, was ich schließlich an diesem Kiosk gesucht hatte: das Thema für meine Kurzgeschichte.

Im Prinzip war es der ideale Gegenstand, denn was paßte besser zu einem Herrenmagazin als eine Geschichte über das älteste und beliebteste aller Themen, dessen ewige Aktualität schließlich den Fortbestand der Menschheit sichert.

Zu diesen naturgemäß vernünftigen Überlegungen kam noch ein anderer Aspekt hinzu. Ich würde nämlich endlich etwas nachholen, was bei pubertierenden Knaben ebenso wie bei chauvinistischen Machos als unabdingbare Voraussetzung zur vollständigen Mannwerdung gilt: der Besuch bei einem Freudenmädchen.

Es war in der Tat ein unglaublicher Gedanke, den ich, kaum daß ich ihn gefaßt hatte, wieder verwerfen wollte. Dann nahm ich ihn wieder auf und ließ mich von ihm zwischen Faszination und Vernunft hin und her reißen.

Dabei versuchte mein Verstand, der bei strittigen Fragen normalerweise die Oberhand behält, sich auch jetzt wieder als höchste Instanz durchzusetzen. Warum sollte ich für etwas Geld ausgeben, was ich jederzeit und kostenlos in bewährter Qualität haben konnte? Warum sollte ich mich in ein unsicheres Milieu begeben, wo ich als Arzt doch wußte, welche medizinischen Gefahren dort lauerten.

Dann beruhigte ich mich wieder damit, daß es schließlich rein statistisch ein Drittel aller geschlechtsreifen Männer in regelmäßigen Abständen taten. Also konnte es so schlimm nicht sein.

Sollte ich wirklich?

Ich sollte!

Einmal in seinem Leben sollte es jeder Mann getan haben. Und wenn ich es jetzt nicht täte, dann wohl nie. Außerdem war es schließlich für ein hohes literarisches Ziel, für eine gute Sache.

Ja, ich sollte es tun!

Jetzt oder nie!

Meine Entscheidung war gefallen.

Getreu dem chinesischen Sprichwort: «Auch der weiteste Weg beginnt mit dem ersten Schritt» trat ich tapfer an die Theke des Kiosks und kaufte mir eine Abendzeitung.

Da Patienten machmal dieses Blatt in meinem Wartezimmer liegenließen, wußte ich, daß sich darin die meisten Inserate einschlägig tätiger Damen fanden und ich mich so gut über das entsprechende Angebot informieren konnte.

Ich setzte mich auf eine Bank in der Nähe und schlug die Zeitung auf. Bereits auf der dritten Seite begrüßten mich spaltenweise Modelle und Hostessen. Die Mehrheit von ihnen mußte noch unter das Jugendschutzgesetz fallen, denn die Altersangabe «blutjung» dominierte. Daneben fanden sich Damen aus dem fernen und nahen Ausland, die ihre Herkunft geographisch präzisierten, andere beschränkten sich auf die Angabe «exotisch». Bei den Eigenschaften überwogen «sanft», «feurig» und «temperamentvoll», andere waren schlicht «zu allem bereit». Eigenschaften wie die Farbe der Haut, der Haare und der Augen wurden ebenso hervorgehoben wie zentimetergenaue Angaben über anatomische Vorzüge. Auch die Zahl «69» wurde mehrmals erwähnt. Ich nahm mir vor, wieder bei jeder unklaren Mandelentzündung einen Abstrich zu machen.

«Sie haben sich ja doch etwas zum Lesen gekauft!» hörte ich plötzlich eine Stimme hinter mir. Meine dicke Gallenblasenpatientin hatte sich mir von hinten unbemerkt genähert und blickte interessiert über meine Schulter auf die Anzeigen. Ihr Pudel beschäftigte sich bereits wieder mit meinen Hosenbeinen.

Mühsam unterdrückte ich einen Wutanfall. «Man muß sich ja informieren», erklärte ich unter Aufbietung meiner ganzen Selbstbeherrschung und blätterte unverbindlich weiter. Ich vertiefte mich in die Sportseite und ignorierte sie.

Sie blieb noch einige Sekunden unbeweglich hinter mir stehen, dann hatte sie offensichtlich meinen Widerwillen gegen ihre Nähe verstanden.

«Bis zum nächsten Mal», erklärte sie mit gespielter Freundlichkeit und zog ihren Hund von meinen Beinen weg. Sie hatte mir bereits den Rücken zugedreht, als ich ihr noch etwas Unverständliches hinterherbrummte. Ihr Pudel befand sich allerdings noch in Reichweite meiner Schuhspitze, und ich spielte einen Moment lang mit dem Gedanken an ein verstecktes Foul, ließ es dann aber sein. Der arme, überfütterte Hund konnte ja auch nichts für sein Frauchen. Es war besser, bis zu ihrer nächsten Gallenkolik zu warten.

Ich sah ihr einen Moment nach und blätterte dann wieder zurück. Das Angebot an Damen schien mir jetzt noch verwirrender als bei der ersten Betrachtung, und ich hatte nicht die geringste Vorstellung, woran ich mich orientieren sollte.

Vielleicht war es doch eine Schnapsidee gewesen, und ich sollte mich schnell wieder wichtigeren Dingen zuwenden.

Ich wollte die Zeitung gerade zusammenfalten und in den nächsten Papierkorb befördern, als meine Augen an einer Anzeige hängenblieben, die deutlich aus dem Rahmen fiel. Sie bestand nur aus drei Wörtern: «Belle de Nuit» und einer Telefonnummer.

Belle de Nuit – die Schöne der Nacht. Ich erinnerte mich an den Film mit Catherine Deneuve, und sofort erschien sie vor meinem geistigen Auge, die ungekrönte Königin meiner Kinoträume: blond, wunderschön und unnahbar.

Wer so aussah, brauchte wirklich keine marktschreierischen Texte, um auf sich aufmerksam zu machen.

Je länger ich darüber nachdachte, um so logischer erschien mir dieser Zusammenhang.

Es gab keine Frage, meine Wahl war getroffen.

Wahrscheinlich handelte es sich sogar um eine besonders intelligente Dame, die ihre französische Abstammung ausnutzte, um sich ihre Freier aussuchen zu können. Wenn sie am anderen Ende der Leitung eine ungehobelte deutsche Stimme hörte, blieb sie einfach bei ihrer Muttersprache, tat als ob sie nicht verstünde und hatte den unliebsamen Galan schon vom Hals. Raffiniert, raffiniert!

Ich habe einen Faible für attraktive Frauen mit Intellekt.

«Belle de Nuit»! Ja, das war sie!

Ich wußte, daß ich die bestmögliche Wahl getroffen hatte.

Ich wunderte mich über meine eigene Entschlossenheit, als ich zielstrebig auf die nächste Telefonzelle zusteuerte. Aber jetzt, wo meine Entscheidung gefallen war, mußte ich auch konsequent sein.

Während ich wählte, würgte ich den Frosch in meinem Hals herunter und legte mir einige ordentliche französische Sätze zurecht. Madame Deneuve sollte mich nicht für einen Banausen halten.

Es tutete ein paarmal, dann wurde am anderen Ende abgenommen.

«Hallo», hörte ich eine weibliche Stimme.

«Est-ce que je parle avec la Belle de Nuit?»

Ich versuchte meiner Stimme möglichst viel frankophones Timbre zu geben.

Am anderen Ende entstand eine kurze Pause.

«Ja, am Apparat!»

Catherine hatte einen leichten hessischen Akzent. Sie mußte schon länger in Deutschland und mit unserer Sprache vertraut sein. Ich konnte also ruhig deutsch mit ihr sprechen.

«Haben sie heute abend Zeit für mich?»

Ich wunderte mich, wie locker mir diese Frage über die Lippen kam. Entweder lag das an ihrer vertrauten Mundart, oder ich besaß doch mehr Chuzpe, als ich mir selbst zugetraut hätte.

«Ja» – ihre Antwort kam ohne Zögern –, «wann möchtest du denn kommen?»

Kommunikation und Terminabsprachen schienen bei ihrem Geschäft keine unüberwindlichen Barrieren zu sein.

Ich sah auf meine Uhr und merkte, daß ich seit zwanzig Minuten Sprechstunde hatte. Das bedeutete, daß ich nicht vor halb acht mit dem letzten Patienten fertig sein würde.

«Neun Uhr», schlug ich kurzentschlossen vor.

«Okay», meinte sie.

Dann erklärte sie mir, wo sie wohnte.

Nach der Sprechstunde ging ich unter die Dusche und band mir eine Krawatte um. Als Arzt waren Hausbesuche in unbekannten Wohnungen für mich nichts Ungewöhnliches, doch was jetzt vor mir lag, fiel deutlich aus dem Rahmen und bereitete mir ein ungewohntes Gefühl von Unruhe und Lampenfieber, so daß sich sogar der Revolutionsführer bedeckt hielt. Schon bekam mein Verstand wieder Oberwasser und versuchte, mich von meinem Vorhaben abzuhalten. Schließlich war bisher alles unverbindlich, ich hatte meine Identität noch nicht preisgegeben und konnte mich problemlos aus allen mündlichen Verpflichtungen zurückziehen.

Einen Moment lang stand ich unschlüssig vor dem Spiegel, die Krawatte in der Hand. Sollte ich sie einfach wieder abnehmen und tatsächlich zu Hause bleiben?

Doch dann erinnerte mich dieses Requisit der gehobenen Form daran, daß ich noch nie eine Dame versetzt hatte und daß es letztlich eine Frage des guten Stils war, eine getroffene Verabredung einzuhalten. Außerdem ging es um mehr als um vordergründige Erotik, es ging um die vielleicht entscheidende Inspiration für die Kurzgeschichte des Jahres. Es ging um 20. 000 Mark.

Als ich am Bahnhof vorbeikam, kaufte ich noch einen bunten Strauß Sommerblumen. Es war sicher nicht üblich, zu einer derartigen Verabredung Blumen mitzubringen, aber Catherine sollte ruhig merken, daß ich Stil hatte. Außerdem gab es kaum etwas Unschuldigeres als Blumen. Sollte mir wieder einer meiner Patienten über den Weg laufen, würde der Strauß in meiner Hand über jeden Verdacht erhaben sein.

Sie wohnte in einer jener typischen Satelliten-Vorstädte, in denen Hochhausburgen ein Minimum an Grün und ein Maximum an Anonymität bieten. Ihr Apartment lag im dritten Stock. Die Haustür stand offen, so daß ich direkt nach oben gehen konnte. Erfreulicherweise war das Treppenhaus menschenleer. Wie sie es mir beschrieben hatte, hing an ihrer Tür ein Messingschild mit ihren Initialen.

Mein Verstand versuchte ein letztes Mal, mich zum Rückzug zu bewegen, aber für Fahnenflucht war es jetzt endgültig zu spät. Ich zögerte nur kurz, dann drückte ich auf den Klingelknopf.

Innen erklang ein melodisches Dingdong.

Dann vernahm ich das Klappern hochhackiger Pumps, und kurz darauf ging die Tür auf.

Die Schöne der Nacht stand vor mir.

In den vergangenen Stunden hatte ich mir immer wieder ausgemalt, wie sie wohl aussehen würde. Ich hatte die Erscheinung von Catherine Deneuve wie ein Phantombild nach allen Seiten verändert und war dabei, um möglichen Enttäuschungen vorzubeugen, schon in die Nähe des Glöckners von Notre-Dame gekommen.

Doch alle diese Vorstellungen verpufften vor der Frau, die jetzt als Realität vor mir stand und die Madame Deneuve einen jähen Tod sterben ließ.

Sie war etwa einen Meter siebzig groß und um die Dreißig. Sie trug nichts als einen hauchzarten Kimono, den sie raffiniert um ihre vollschlanke Figur drapiert hatte und der mehr zeigte als verbarg. Ihr Haar war brünett mit einem Hauch von Henna, wie er zu meiner Studentenzeit bei jungen Frauen populär gewesen war.

Ihre vollen Lippen schenkten mir ein einladendes Lächeln, als sie mich mit einer eleganten Handbewegung einlud einzutreten. Während ich an ihr vorbeiging, taxierten mich ihre großen, braunen Augen mit einem ebenso dezenten wie professionellen Blick. Als sie die Blumen in meiner Hand entdeckte, hob sie überrascht ihre Augenbrauen.

«Sind die etwa für mich?»

Ich nickte.

«Ich bin durch die Anlagen gekommen», erklärte

ich und reichte ihr den Strauß. Den Spruch hatte ich einmal vor vielen Jahren in einem Film aufgeschnappt und fand ihn damals ungeheuer lässig. Ich spürte, daß er heute nicht so überzeugend wirkte.

Mit einem mädchenhaften Knicks, der in einem reizvollen Kontrast zu ihrer übrigen Erscheinung stand, nahm sie den Strauß entgegen und führte mich durch eine winzige Diele in den kleinen Wohnraum. Während sie die Blumen in eine Vase stellte, lud sie mich ein, es mir bequem zu machen.

Ich plazierte mich auf dem sesselartigen Teil einer dunkelbraunen Wohnlandschaft, die mit ihren unterschiedlichen Elementen eine vielseitige Nutzung zuließ und etwa ein Drittel des Apartments ausfüllte.

«Was möchtest du trinken?» fragte sie.

Obwohl ich mich darauf eingestellt hatte, versetzte ihr vertrautes «Du» das Fundament meiner konservativen Erziehung in sanfte Schwingungen.

«Was gibt es denn?» fragte ich höflich zurück.

«Alles!» verkündete sie, ohne zu zögern.

Ich bat um einen Gin Tonic.

Sie bedauerte, ausgerechnet der sei gerade ausgegangen.

Nachdem sie noch viermal bedauert hatte, einigten wir uns auf ein Bier.

«Bist du verheiratet?» fragte sie, während sie in ihrer halboffenen Einbauküche zwei Flaschen Bier aus dem Kühlschrank nahm.

Ich überlegte einen Moment, ob sie das etwas anging, dann verneinte ich wahrheitsgemäß. Vielleicht fiel es ihr mit unverheirateten Männern leichter.

Sie stellte zwei Gläser auf den Tisch, und wir gossen uns das Bier ein.

«Da du meinen Beruf kennst», meinte sie, «würde ich auch gerne wissen, was du machst?»

Jetzt ging mir ihre Inquisition doch etwas zu weit.

«Soll ich vielleicht einen Meldezettel ausfüllen?» fragte ich.

Sie lächelte versöhnlich.

«Natürlich nicht», meinte sie sanft, «aber ich habe seit Jahren keine Blumen mehr bekommen – und noch nie von einem Freier» – sie sah mich versonnen an –, «da möchte man schon gerne wissen, was für ein Mensch das ist, der so etwas mitbringt.»

Ihre großen braunen Augen hatten etwas Warmes, Anziehendes. Trotzdem gab es keinen Grund, meine Identität preiszugeben. Es war Zeit für einen Themenwechsel.

Ich hob mein Glas.

«Ist Bier das Standardgetränk für deine Gäste?»

Ich bemerkte erstaunt, wie leicht mir das «Du» fiel.

Sie zuckte mit den Schultern und griff ebenfalls nach ihrem Glas.

«Es hat gewisse Vorteile, wenn sich der Alkoholpegel meiner Gäste in Grenzen hält», erklärte sie und prostete mir zu.

Ihr Apartment war einfach, aber geschmackvoll eingerichtet. Nirgendwo sah man etwas Kitschiges oder Vulgäres, nichts, was vordergründig Eindruck schinden oder Pseudoatmosphäre schaffen sollte. Trotz der dezenten Einrichtung hatte der Raum eine Intimität, die mich an meine früheren Studentenbuden erinnerte. Wie die meisten meiner Kommilitonen hatte ich damals mit bescheidenen Mitteln versucht, auf engstem Raum jene Atmosphäre zu schaffen, die den gerade in diesem Alter so wichtigen zwischenmenschlichen Kontakten förderlich war.

Obwohl das Apartment und ihr Henna als Reminiszenzen an diese Zeit eher etwas Vertrautes ausstrahlten, gab es doch irgend etwas, was mich wie eine unsichtbare Barriere hemmte.

Ich nippte an meinem Bier und überlegte, was es war. Lag es daran, daß alles so anders war, als ich es mir vorgestellt hatte?

Ich hatte ja nicht unbedingt rotes Licht erwartet, aber irgendwo fehlte mir etwas Stimulierendes, Verruchtes, Sinnliches. Etwas von dem, was mir in der anregenden Mittagssonne vor dem Kiosk so selbstverständlich erschienen war.

Dabei konnte die Art, wie sie mir in ihrer raffiniert dargebotenen Weiblichkeit gegenübersaß, kaum stimulierender sein und hätte sicher jeden anderen Mann sofort zur Tagesordnung übergehen lassen. Außerdem machte sie einen so gepflegten Eindruck, daß man mögliche hygienische Bedenken ohne Skrupel über Bord werfen konnte.

Was war es also?

Störte mich die eindeutige Rollenverteilung, die

mir jede Chance nahm, wie gewohnt den Eroberer zu spielen? Oder fehlte mir einfach der Mut, den ersten Schritt zu tun?

Als ob sie solche Probleme bei ihren Gästen kennte, schien so etwas wie Verständnis in ihrem Lächeln zu liegen. Ohne die Augen von mir zu wenden, nahm sie einen bedächtigen Schluck aus ihrem Glas.

«Möchtest du, daß ich mich ausziehe?» fragte sie leise, als sie ihr Glas absetzte.

Sie kniete so dicht neben mir, daß sich unsere Beine fast berührten. Ihr rechter Oberschenkel war unbedeckt, und auch ihre Brüste wurden von dem Kimono mehr betont als verborgen.

Sie lächelte mich einladend an.

Die Situation eskalierte, ohne daß ich wußte, was ich tun sollte. Ich wollte so gerne noch etwas Zeit gewinnen. Aber wie?

Ich schluckte und brachte ein hilfloses Lächeln zustande.

Sie deutete das offensichtlich als Zustimmung, denn mit einer grazilen Bewegung schüttelte sie den Kimono von ihren Schultern und ließ ihn langsam an sich herabgleiten.

Es war ohne Frage ein atemberaubender Anblick, wie das glänzende Tuch zuerst ihre Schultern und dann die pralle Wölbung ihres Brustansatzes freigab. Einen Moment lang blieb der Kimono da hängen, dann fiel er und legte sich in malerischen Falten um ihre Hüften. Sie sah aus wie das perfekte Modell einer klassischen Statue.

Sie blickte mich unverwandt an, und ihre Haltung und ihr Blick ließen keinen Zweifel daran, daß sie sich ihrer Wirkung bewußt war.

Wie sie da vor mir saß, war sie in der Tat ein überwältigender Anblick, der mich unwillkürlich daran erinnerte, wie ich zum ersten Mal in meinem Leben eine nackte Frau gesehen hatte.

Ich war damals elf Jahre alt und mit meinen Eltern im Sommerurlaub in Dänemark gewesen, als ich beim Versteckspielen mit gleichaltrigen Freunden hinter einer Hecke eine junge Frau entdeckte, die nackt in der Sonne lag. Sie hatte mich nicht bemerkt, so daß ich sie minutenlang durch die Büsche hindurch beobachten konnte.

Da es zu dieser Zeit in keinem der mir zugänglichen Medien nackte weibliche Körper zu sehen gab, war diese hüllenlose Frau für mich ein ebenso außergewöhnlicher wie erregender Anblick, der mich noch weit über die Pubertät hinaus verfolgte. In den Jahren, in denen ich die Vision von dieser nackten Frau mit mir herumtrug, zweifelte ich nicht daran, daß es im Leben eines Mannes nichts Wichtigeres geben könne als eine solche Frau mit den eigenen Händen zu berühren.

Auch wenn inzwischen viele Jahre vergangen waren und das Leben die Vorstellungen eines Knaben relativiert hatte, bestand bezüglich des erregenden Überraschungseffektes zwischen damals und heute doch ein gewisser Zusammenhang.

Sie hatte mich nicht aus den Augen gelassen.

«Gefall' ich dir?» fragte sie leise.

«Du bist eine sehr attraktive Frau», bestätigte ich ihr und bekräftigte meine Antwort mit einem andächtigen Kopfnicken.

In Anbetracht der Sachlage war es eher eine nüchterne Feststellung als ein Kompliment.

«Warum lächelst du dann so hintergründig?» fragte sie. «Stimmt etwas mit mir nicht?»

«Mit dir ist alles in Ordnung», beruhigte ich sie, «sogar sehr in Ordnung.»

Die Umstände erlaubten mir, sie ohne Verletzung der Form von Kopf bis Fuß bewundernd anzusehen.

«Du erinnerst mich an ein frühes Erlebnis, bei dem ich mit einem ähnlich aufregenden Anblick konfrontiert wurde», gestand ich ihr.

«So!» meinte sie interessiert. «Darf ich wissen, was das war?»

Ich erzählte ihr von meinem Erlebnis in Dänemark. Sie hörte mir schweigend zu.

«War sie eine schöne Frau?» fragte sie, als ich fertig war.

«Das weiß ich nicht», gestand ich, «an ihr Gesicht kann ich mich nicht erinnern. Sie war einfach die erste nackte Frau in meinem Leben und hat einen entsprechend tiefen Eindruck hinterlassen.»

Sie nickte verständnisvoll.

«Sexuelle Premieren haben ihre eigenen Gesetze», erklärte sie philosophisch. «Wenn ich an den Jungen denke, der mir den ersten Kuß gegeben hat...» Sie schüttelte sich mit demonstrativem Unbehagen, wobei ihre Brüste in reizvolle Schwingung gerieten. «Er war picklig, rothaarig und kurzsichtig, aber er war ein Junge und eben der erste.»

Sie nahm einen Schluck von ihrem Bier und sah mich nachdenklich an. Ich saß ihr schweigend gegenüber und drehte verlegen das Glas in meiner Hand.

«Kunden wie dich habe ich auch nicht jeden Tag», meinte sie, «erst bringst du mir Blumen mit, und jetzt sitzt du da, als hättest du Angst, deine Unschuld zu verlieren.»

Wie recht sie hatte.

Hilflos nippte ich an meinem Bier, ärgerte mich über mich selbst. Was zum Teufel wollte ich eigentlich?

In dieser Lotterie, auf die ich mich nun einmal eingelassen hatte und in der es von Nieten und Trostpreisen sicher nur so wimmelte, hatte ich einen echten Volltreffer gezogen. Doch was tat ich? Anstatt dieses Glück zu genießen, hockte ich wie ein hilfloser Primaner vor ihr und drehte nervös an meinem Glas. Wahrscheinlich würde sie mich gleich rauswerfen.

«Es tut mir leid, wenn ich mich so ... hm ... anstelle», versuchte ich meinen inneren Zwiespalt in Worte zu kleiden, «wahrscheinlich bin ich nicht in der richtigen Stimmung.»

Ihr Lächeln war voller Verständnis.

«Das kenne ich», meinte sie sanft, «du brauchst dich deswegen nicht zu schämen.»

Was zum Teufel meinte sie damit, ich brauchte mich deswegen nicht zu schämen? Vermutete sie hinter meinem unschlüssigen Verhalten etwa...

«Warst du schon einmal bei einer Frau...», unterbrach sie meine Gedanken und überlegte kurz, «... für die du bezahlt hast?»

«Nein», gestand ich wahrheitsgetreu. Das durfte sie ruhig wissen. Auch, daß ich so was normalerweise nicht nötig hatte.

«Ich habe das eigentlich nicht nötig», fügte ich trotzig hinzu.

Sie lächelte nachsichtig.

«Und warum bist du dann heute hier?» fragte sie leise. «Du kommst mir vor wie jemand, der in eine Kneipe geht, aber gar keinen Durst hat.»

Ihre Worte waren sanft, ohne jeden Vorwurf und bewirkten, daß ich mich noch unbehaglicher fühlte. Während ich über eine passende Äußerung nachdachte, ergriff sie meine rechte Hand und zog sie zu sich heran. Sie sah sie sich von beiden Seiten an, als könne sie daraus etwas lesen, nahm sie dann in ihre Hände, streichelte sie einen Moment lang und legte sie auf ihre linke Brust.

Ich ließ es geschehen und stellte fest, daß meine Hand mit der passiven Hilflosigkeit gut zurechtkam. In der Tiefe ihres warmen Körpers fühlte ich ihren Herzschlag.

«Wie gefällt dir das?» fragte sie sanft.

«Schön», druckste ich.

Ich kam mir vor wie die Fliege, die im Netz der

Spinne zappelt. Wenn jetzt nicht ganz schnell etwas geschah, würde ich mich endgültig in ihren Fäden verfangen.

Ich konnte ihr jetzt nur noch ganz schnell einen Schein hinwerfen und zusehen, daß ich aus diesem Apartment kam.

Doch das war nicht so einfach, besonders für eine Fliege, deren rechtes Vorderbein bereits im Netz hing. Außerdem meldete sich aus dem Untergrund plötzlich wieder der Revolutionsführer zu Wort und sprach sich ausdrücklich gegen voreilige Positionswechsel aus. Eigentlich hatte er recht, die Hand lag gar nicht so schlecht.

«Warum bist du hier?» fragte sie noch einmal.

Es war wirklich eine erstaunliche Frage, und so, wie sie sie vorbrachte, klang sie nach mehr als nach vordergründiger Neugier. War ich für sie vielleicht doch mehr als ein gewöhnlicher Kunde? Oder war diese Vermutung nur eine der typischen Illusionen, mit denen sich die meisten ihrer Gäste selbst betrogen? Wie dem auch sei, warum sollte sie nicht wissen, weshalb ich hier war. Ihre Reaktion auf die Wahrheit würde die Spreu vom Weizen trennen, den zahlenden Kunden von dem interessanten Gast. Entweder würde sie mich hinauswerfen, oder es würde doch ein interessanter Abend.

«Ich kann dir sagen, warum ich hier bin», begann ich und ließ meine rechte Hand bis zu ihrer Taille herabgleiten. Ihre Rundungen fühlten sich genauso gut an, wie sie aussahen.

«Ja», sagte sie und beugte sich etwas vor. In ihren Augen war die liebenswerte Neugier eines kleinen Mädchens, das eine Gute-Nacht-Geschichte vorgelesen bekommen soll.

Ich erzählte ihr von meinen Gedichten, von Frau Schmidt, dem Wettbewerb mit der Kurzgeschichte, dem Kiosk, der Begegnung mit meiner Patientin, dem Wald von Inseraten, von ihrer Anzeige, die mir als einzige gefallen hatte, und zum Schluß von der Hoffnung, daß sie mir die entscheidende Inspiration liefern würde. Sie hatte mir interessiert zugehört und bei den Beschreibungen von Frau Schmidt und meiner Patientin gekichert. Einen Moment sah sie mich schweigend an.

«Wer sein Geld so verdient wie ich, ist es gewohnt, Mittel zum Zweck zu sein», meinte sie ohne Vorwurf und Bitterkeit, «aber so ist es zumindest einmal etwas Neues.»

In ihrem Gesicht war das unerschütterliche Lächeln einer Geisha, aber trotzdem hatte es nichts Maskenhaftes. Es war warm und anziehend. Ich zuckte verlegen mit den Schultern.

«Du bist ganz anders, als ich es mir vorgestellt habe», entgegnete ich. Es sollte ein Kompliment sein.

Sie lachte.

«Jede Berufsgruppe muß mit ihren Klischees leben», erklärte sie und nahm einen Schluck von ihrem Bier. Sie wischte sich mit dem Handrücken einen Tropfen aus dem Mundwinkel und sah mich herausfordernd an.

«Worüber willst du denn schreiben?»

Die Frage kam mir bekannt vor.

Ich zuckte wieder mit den Schultern.

«Ich weiß es nicht», gestand ich.

«Bei dem, was du hier alles erlebst, solltest du vielleicht gleich ein Buch daraus machen...» Sie kicherte und wiegte sich dabei sanft in den Hüften. Ihre Bewegungen hatten die Anmut einer Tempeltänzerin. Sie sah mich einen Moment versonnen an.

«Mach es doch wie Jean Baptiste Poquelin!» schlug sie plötzlich vor.

«Wie wer?»

Ich hatte den Namen noch nie gehört.

«Molière», erklärte sie, «Jean Baptiste Poquelin war sein bürgerlicher Name.»

«Molière ist mir schon ein Begriff», versuchte ich meine kulturelle Ehre zu retten, «er lebte zur Zeit Ludwigs des Vierzehnten.»

«Stimmt», bestätigte sie, «und von eben diesem Ludwig bekam Molière den Auftrag, ein neues Stück zu schreiben. Und zwar innerhalb von zwölf Tagen, dann sollte es anläßlich eines königlichen Festes aufgeführt werden.»

«Da blieb dem armen Kerl nicht viel Zeit», bemerkte ich.

Sie nickte. «Vor allem nicht, wenn man bedenkt, was von der pünktlichen Fertigstellung des Stückes abhing.»

«Nämlich?» Ich sah sie fragend an.

Sie fuhr mit der rechten Hand mit einer schneidenden Bewegung über ihren Hals.

«Molières Kopf», erklärte sie. «Sollte das Stück nicht pünktlich fertig sein, wollte sich der König dafür an der Enthauptung des Dichters belustigen.»

«Reizende Sitten», stellte ich fest, «da dürfen die Autoren von heute ja richtig froh sein, daß die Zeiten der Renaissance-Fürsten vorbei sind.»

Sie lächelte.

«Renaissance-Fürsten gibt es noch zur Genüge», erklärte sie, «sie tragen zwar keine gepuderten Perücken mehr, aber sie pflegen die Bräuche des Feudalismus mit der gleichen Inbrunst wie ihre Ahnen des Rokoko.»

«Bevor wir ins Philosophieren kommen... wie zog Molière denn seinen Kopf aus der Schlinge?»

Sie lächelte.

«Ganz einfach, er schrieb ein Stück über einen Dichter, der vom König den Auftrag erhält, innerhalb von zwölf Tagen ein neues Stück zu schreiben oder geköpft zu werden.»

Jetzt erinnerte ich mich an die Geschichte. Wir hatten im Französischunterricht darüber gesprochen. Der Dichter hatte seine eigene Situation zum Thema gemacht und damit nicht nur seinen Kopf gerettet, sondern auch den Beifall auf seiner Seite gehabt. Genial.

Ich sah sie an.

«Eine tolle Idee!»

Sie lächelte.

«Woher weißt du denn das alles – mit Molière?» fragte ich.

«Woher wohl», entgegnete sie, «aus der Schule – Molière war mein Abiturdichter.»

«Du hast Abitur?»

Ihr Geisha-Lächeln war voller Nachsicht.

«Was wären wir ohne unsere Klischees.»

«Aber wieso...?» Ich sah sie fassungslos an.

«Du willst jetzt hoffentlich keine rührselige Geschichte hören», meinte sie. «Jeder ist für seinen Weg selbst verantwortlich ... und es gibt schlimmere.»

Sie nahm einen kräftigen Schluck von ihrem Bier und sah mich herausfordernd an.

«Hätten wir uns sonst kennengelernt?» fragte sie.

Ich schüttelte den Kopf.

Was für eine faszinierende Frau!

Im Jahre 1981 erschütterte ein Ärzteskandal die medizinische Welt in Deutschland. Dabei ging es um den Vorwurf an internistische Chefärzte, sie hätten die Herzschrittmacher von Verstorbenen als Neugeräte wieder eingesetzt und sich daran bereichert. Die folgende Satire, die sich auf diese Vorgänge bezieht, wurde in demselben Jahr in einem bekannten Herrenmagazin veröffentlicht.

Kalte Prothetik

Als Landarzt mit entsprechender Distanz zu Großstadtkliniken war ich einigermaßen überrascht, als ich durch Presse und Fernsehen von dem schwunghaften Handel mit gebrauchten Herzschrittmachern erfuhr. Da sich unter meinen Patienten zahlreiche Schrittmacher-Träger befanden, die ich zur Implantation und Nachkontrolle immer in das benachbarte Kreiskrankenhaus überwies, und da diese Patienten mich in zunehmendem Maße mit der Frage bedrängten, ob wenigstens sie ein Neugerät trügen, konnte ich nicht länger umhin, mich an Ort und Stelle zu informieren.

Der Chefarzt der Inneren Abteilung war ein alter Studienfreund von mir, so daß ich mir einer ehrlichen Auskunft sicher sein durfte. Ich rief ihn an. Wir verabredeten uns für den nächsten Morgen. Er versprach mir eine klare Antwort.

Pünktlich um acht Uhr war ich da. Mein Freund, der Internist, begrüßte mich herzlich und rechnete nach, wie viele Jahre wir uns nicht gesehen hatten. Dann stellte er mich einigen Kollegen vor und erklärte, daß ich in einer halben Stunde Klarheit über meine Fragen haben würde. Dabei lächelte er vielsagend. Bevor ich irgendwelche Fragen stellen konnte, zog die ganze Korona zum Aufzug. Im Keller stiegen wir aus. Wir kamen durch eine Tür mit der Aufschrift «Pathologie – kein Eintritt». Der Geruch von Formalin umwehte uns, und nach wenigen Schritten über einen weißgefliesten Flur hielten wir vor einer schweren Metalltür. Neben dieser Tür hingen gefütterte Parkas mit den aufgestickten Namen der Ärzte.

Die Kollegen zogen sich ihre Parkas über, und mein Freund reichte mir einen der übrigen.

«Nimm den», meinte er, «der ist zur Zeit im Urlaub.»

Während sich mein Freund und ich die Parkas anzogen, hatte ein Pfleger bereits den anderen Kollegen die Tür geöffnet. Bevor wir den Raum betraten, wandte sich mein Freund in pietätvollem Ton an den Pfleger:

«Was gibt es denn heute?»

Der Pfleger warf mir einen mißtrauischen Blick zu, worauf mein Freund ihm sogleich erklärte, daß ich ein Kollege sei. Die Miene des Mannes hellte sich schlagartig auf, und er schenkte mir ein serviles Lächeln. Dann zog er einen Zettel und verlas einige Diagnosen wie Verkehrsunfall, Herzinfarkt, Carcinom.

Als wir den Kühlraum betraten, umgab uns eine eisige Kälte, aber auch sonst wäre mir ein Frösteln nicht erspart geblieben. Denn was da in Reih und Glied auf flachen Zinktischen aufgebahrt lag, hätte jedem Horrorfilm zur Ehre gereicht und ging weit über meinen landärztlichen Horizont hinaus.

Für die anderen Kollegen schien dies jedoch Routine zu sein, denn sie begannen ohne Umschweife mit ihren fachspezifischen Untersuchungen.

Der Kollege, den mir mein Freund als Augenarzt vorgestellt hatte, war bereits am letzten Tisch angekommen und hatte, wie bei den vorausgegangenen, mit einem kurzen Druck seiner beiden Daumen bei jeder Leiche die Oberlider hochgezogen und einen prüfenden Blick in die Augen geworfen.

Er wollte seine Hände gerade wieder zurückziehen, als ein glucksender Laut freudiger Überraschung über seine Lippen kam. Er beugte sich etwas tiefer hinab, und ich sah, wie er mit einer schnellen, klaubenden Bewegung seines rechten Zeigefingers zulangte. Neugierig trat ich näher.

«Für eine Hornhautransplantation?» fragte ich.

Er sah mich überrascht an, dann lächelte er.

«Hornhaut geht nur offiziell», erklärte er nachsichtig.

Dann hielt er mir seine geschlossene Hand entgegen und öffnete langsam die Finger. Auf seinem Handteller lag ein braunes Glasauge.

Ich war erstaunt.

«Haben Sie denn einen Patienten, der das gebrauchen kann?»

«Natürlich», antwortete er, «der nächste Einäugige, der zu mir kommt.»

«Und wenn er ein blaues braucht», wandte ich ein.

«Bei Farbabweichungen gewähre ich einen Rabatt», erklärte er großzügig, «außerdem gibt es noch getönte Haftschalen für das eigene Auge – zahlt alles die Kasse!»

Er machte mit seiner freien Hand eine großzügige Geste, dann ließ er das Glasauge in seine Tasche gleiten und ging zur Tür. Er drückte dem Pfleger die Hand, es raschelte leise, dann war er draußen.

Hinter mir vernahm ich ein scharfes, schneidendes Geräusch. Ich wandte mich um. Der Kollege, der mir als Chirurg vorgestellt worden war, legte gerade ein Skalpell aus der Hand. Er beugte sich über den Tisch und zog an etwas. Ein sanfter Ruck ging durch seinen Körper, dann drehte er sich langsam vom Tisch weg.

In seinen Händen lag eine braune Halbkugel, die aussah wie ein Kinderball, aus dem man die Luft herausgelassen hat. Ich mußte kurz überlegen, was er da hatte, dann fiel es mir ein. Es war eine Silikon-Prothese für die weibliche Brust.

Der Chirurg schien von seiner Entdeckung ziemlich bewegt zu sein, denn er hielt die Prothese in seinen ausgestreckten Händen und starrte sie an wie einen totgeglaubten Freund. Als er mein Interesse bemerkte, trat er etwas näher und zeigte mir seinen Fund.

«Das ist das Modell von 1964», erklärte er mit belegter Stimme, «eines der ersten Modelle überhaupt, das war noch echte Wertarbeit!»

Er drehte die Prothese um, so daß ich die flache Rückseite sehen konnte.

«Sehen Sie, hier!» Er zeigte auf eine Reihe haarfeiner Kerben und sah mich mit einem verschwörerischen Blick an. «Das sind unsere Markierungen», erklärte er mit gedämpfter Stimme. «Jedesmal, wenn die Prothese bei einer neuen Patientin eingesetzt wird, macht man mit dem Skalpell auf der Rückseite einen Ritz.» Er machte mit der Hand eine entsprechende Bewegung, dann hielt er die Prothese näher ans Licht und zählte die Kerben. «Neun», zählte er, «da haben wir bei der nächsten Operation ein Riesenjubiläum.» Er schien tief bewegt.

Bevor ich noch meine Glückwünsche aussprechen konnte, klemmte er die Prothese unter den Arm und eilte zur Tür. Er wechselte mit dem Pfleger einen raschelnden Händedruck, wischte sich mit dem Handrücken kurz über die Augen und verschwand.

«Nichts!» hörte ich hinter mir die Stimme meines Freundes, des Internisten. Er hatte seinen Rundgang beendet.

«Schrittmacher wölben die Haut des Brustkorbs vor», erklärte er mir, «als hätte man eine Streichholzschachtel unter der Haut. Man kann sie gar nicht übersehen.» Er machte eine streichelnde Bewegung mit der rechten Hand. «Aber heute – nichts!» Seine Stimme klang traurig.

Ich wollte ihm gerade Trost spenden, als der Kollege, den er mir als Gynäkologen vorgestellt hatte, laut nach dem Pfleger rief. Der Angesprochene verließ seinen Platz an der Tür und trat zu dem Arzt, der in gebeugter Stellung neben einem Tisch stand. Sein rechter Arm war nicht zu sehen.

«Rufen sie doch bitte meine Ambulanz an», bat er den Pfleger, «die Patientin aus dem Wartezimmer kann schon auf dem Stuhl Platz nehmen, es ist alles da.» Langsam zog er seinen Arm zurück. Jetzt konnte ich seine Hand sehen. Zwischen Daumen und Mittelfinger hielt er ein schwarzes Fädchen, an dem etwas baumelte. Im Neonlicht glänzte es matt. Es war eine Spirale. Ich warf einen Blick auf meine Uhr. Mein Wartezimmer war sicher schon am Überquellen.

Mein Freund, der Internist, begleitete mich noch zu meinem Wagen.

«Du siehst», erklärte er, «wir betreiben hier eine sehr umweltbewußte Medizin und überlassen die Entsorgung nicht den Herren in den schwarzen Anzügen.»

Er lachte und drückte mir die Hand.

Als ich nach Hause fuhr, wurde mir so langsam bewußt, wie wenig ich in den letzten Jahren an die Umwelt gedacht hatte. Wie viele Katheter allein hatte ich achtlos weggeworfen. Es mußten Hunderte sein.

Die folgende Geschichte, die auch Bezug zu der Völlerei an christlichen Festtagen nimmt, wurde erstmals in der Weihnachtsausgabe eines bekannten Herrenmagazins veröffentlicht.

Prolog zur Paul-Diät

Bekanntlich gilt der 24. Dezember überall als «Heiliger Abend», eine zwar aus religiösem Verständnis vertretbare Benennung, aber trotzdem eine Klassifizierung, der sich altgediente Ärzte aufgrund leidvoller Erfahrung nicht anschließen können.

Bei ihnen rangiert dieses Datum nämlich als «eiliger Abend», handelt es sich doch bei diesem 24. Dezember gerade um jenen Tag, an dem überall im Lande mit klerikaler Billigung dem leiblichen Wohl in geradezu orgiastischer Weise gehuldigt wird. Eine Huldigung, der die große Zahl vorbelasteter Patienten mit einer oft krisenhaften Verschlechterung ihres Leidens Tribut zollen muß: der Gallenpatient, dem eine Kolik die Weihnachtsgans verleidet, der Diabetiker, der seine Verwandtschaft mit einem spektakulären Zuckerschock beeindruckt, oder der Blutdruckpatient, der mit hochrotem Kopf in aller Stille kollabiert.

Kein Wunder also, daß die treusorgenden Hausärzte – statt mit ihren Lieben unter dem Baum zu sitzen – mit der Spritze von Haus zu Haus eilen, um der postbrandialen Akutsymptomatik ihrer Klientel Herr zu werden. Aus Gründen, die in der Tiefe der menschlichen Seele verborgen sind, hat sich diese Situation jedoch geändert.

Denn den meisten Ärzten sind ihre Patienten inzwischen so ans Herz gewachsen, daß sie den Anblick dieses gehäuften Leidens an den Feiertagen nicht mehr ertragen können. Deshalb ziehen sich viele von ihnen in aller Stille in ein winterliches Refugium zurück, während der kleinere Teil dem heimischen Herd treu bleibt. Letztere kompensieren ihre Anteilnahme mittels eines automatischen Anrufbeantworters, der ihnen die unmittelbare Konfrontation mit den leidgeschwängerten Stimmen ihrer Schützlinge erspart und die hilfesuchenden Patienten an den Anrufbeantworter eines Kollegen verweist.

Aber diese deprimierenden Zustände werden sich so lange nicht ändern, als die Medien alle Jahre wieder mit monotonem Gleichmut zur Weihnachtszeit der Lust am Essen Vorschub leisten.

Wer kennt sie nicht, diese buntbebilderten Beiträge mit den verführerisch arrangierten Speisen und den verlockenden Rezepten, die jede normale Hausfrau an die Grenzen ihrer Kochkunst führen, aber Legionen von Gänsen und anderen unschuldigen Tieren das Leben kosten.

In diesem Jahr soll das jedoch anders werden. Nach langer Diskussion in unserer Diät-Redaktion unter meiner bescheidenen Leitung haben wir uns entschlossen, zugunsten unserer Glaubwürdigkeit allen opportunistischen Überlegungen eine Abfuhr zu erteilen und Ihnen statt Anregungen zur Völlerei einen Diätvorschlag zu unterbreiten.

Natürlich wollen wir Sie nicht mit einer der üblichen Diäten langweilen, die sich hinter wohlklingenden Namen verbergen und bei denen der Preis in umgekehrter Proportion zur Gewichtsabnahme steht. Wie zum Beispiel bei der Hollywood-Diät, wo jeder weiß, daß gerade die Stars dieser Filmmetropole, kaum aus dem Rampenlicht getreten, aufgehen wie die Hefeklöße. Nein, wir präsentieren Ihnen eine Diät, bei der erstmals auch jener Aspekt berücksichtigt wird, an dem bisher alle anderen Diäten zwangsläufig scheitern mußten. Eben jener Aspekt, der das eigentliche Geheimnis unserer Diät darstellt.

Bevor ich Sie nun in dieses Geheimnis einweihe, sollten Sie wissen, daß ich mich persönlich und mit großem Erfolg dieser Diät unterzogen habe.

Die Paul-Diät

Haben Sie auch schon einen leichten Hang zum Fettansatz und schon die verschiedensten Diäten probiert, ohne daß es Ihnen Ihre Waage langfristig gelohnt hätte?

Ja?

Dann können wir offen miteinander sprechen. Auch ich habe schon alles probiert. Erst Nulldiät, dann F.d.H. und schließlich die Atkins-Diät, die ich immerhin bis zum ersten Gichtanfall durchgehalten habe.

Aber mit meinem Hauptproblem konnten alle diese Diäten nicht fertig werden: Ich esse so gerne. Ja, ich gebe es zu, es schmeckt mir einfach.

Ich kann mich aufs Essen freuen wie ein Kind. Und wenn es dann vor mir steht, dann bleibt auch nichts übrig.

So war es letztlich nur eine Frage der Zeit, bis der Zeiger meiner unnachsichtigen Waage in einen Bereich vorstieß, der sonst nur Gewerbetreibenden in Großmarkthallen geläufig ist, und ich aus ästhetischen Gründen dazu übergehen mußte, die Spiegel in meiner Wohnung zu verhängen.

Verzweifelt begann ich mich über die operativen Möglichkeiten einer Darmverkürzung zu informieren, was ja zu beträchtlichen Gewichtsabnahmen führen soll. Außerdem führte ich lange Gespräche mit einem Freund, der seit einigen Monaten einen Bandwurm besaß und trotz unbeschreiblicher Portionen bei fünf Mahlzeiten täglich kein Gramm zunahm. Ich bot ihm ein Vermögen für den Wurm, aber vor Sylvester war er zu keinen Verhandlungen bereit.

So begann ich heimlich Schlaftabletten zu horten, um meine nächsten freien Tage zu einem Dauerschlaf zu nutzen – frei nach dem Motto: «Wer schläft, sündigt, vielmehr ißt nicht.»

Mit Entsetzen ertappte ich mich bei der Überlegung, im Fall eines erneuten Fehlschlages mein Problem mit einer einmaligen Überdosis endgültig zu lösen.

In dieser entscheidenden Phase, als meine Psyche nur noch aus einer verhängnisvollen Mischung aus Selbstmitleid und Resignation bestand, traf ich einen befreundeten Psychologen.

Auf seine diskrete Anfrage, warum ich so widerlich fett geworden sei, schilderte ich ihm meine Situation. Er nickte verständnisvoll. Mein Problem sei mein inniges Verhältnis zum Essen, erklärte er mir, ich brauchte jemanden, der meine Beziehung zum Essen «umpolen» könne. Zuerst wußte ich nicht recht, wie er das meinte, doch dann fiel es mir wie Schuppen von den Augen.

Ich erinnerte mich meines alten Schulfreundes Paul. Paul war nämlich so eine Art wandelnder Appetitzügler. Ein Paradebeispiel für das, was die Mediziner «Anorexie» nennen: die Ablehnung von Nahrung. Paul hatte zum Essen eine Beziehung wie der

Papst zur Pille, vielleicht mit dem kleinen Unterschied, daß er gelegentlich mikroskopisch kleine Mengen zur Aufrechterhaltung seiner Vitalfunktion zu sich nahm. Entsprechend war auch sein äußeres Erscheinungsbild. Selbst Worte wie «hager» und «dürr» sind nur äußerst unvollkommen geeignet, seine Figur hinreichend zu beschreiben. Auf jeden Fall hatten ihn seine Eltern früher nur bei Windstille vor die Tür gelassen, und über seinen Spitznamen hatte es nie die geringsten Diskussionen gegeben. Mit dem für Kinder typischen Feingefühl hieß er bei uns nur «das Gerippe».

Sofort nach dem Gespräch mit dem Psychologen rief ich Paul an und lud ihn für vierzehn Tage zu mir ein.

Unsere erste gemeinsame Mahlzeit nach seiner Ankunft sollte das Abendessen sein. Wir plauderten in der Küche von alten Zeiten, während ich es zubereitete.

Paul blickte über meine Schulter auf das mickrige Töpfchen mit Gulaschsuppe, in dem ich herumrührte.

«Kochst du immer gleich für die ganze Woche?» fragte er neugierig.

«Nein», erwiderte ich arglos, «das ist nur das Abendessen.»

«Ach so», meinte er verständnisvoll, «du hast noch mehr Leute eingeladen. Ein Klassenfest?»

Bis zum Abendessen hatte sich das Thema erledigt, denn wir saßen uns alleine gegenüber. Pauls Portion hätte ich problemlos im Napf meines Wellensittichs unterbringen können.

Der Vogel hockte in seinem Käfig in der Nähe unseres Tisches und knackte emsig ein Körnchen nach dem anderen, wofür er sich von Paul immer wieder mißbilligende Blicke einfing.

Als ich Paul noch etwas Suppe anbot, lehnte er entschieden ab und hielt mir dafür einen Vortrag über den Zusammenhang von Fettleibigkeit auf der einen sowie Herzinfarkt, niedriger Lebenserwartung und Impotenz auf der anderen Seite. Besonders bei der Erwähnung des letzten Symptoms sah er mich ganz merkwürdig an. Mein Appetit fiel auf den Nullpunkt. Gleichzeitig stellte ich überrascht fest, wie auch mir die ungezügelte Völlerei des Wellensittichs immer mehr auf die Nerven ging. Kurzerhand stülpte ich ihm seine Nachtdecke einige Stunden früher über. Man hörte ein irritiertes Plustern, dann entschloß er sich zu schlafen.

Eine wohltuende Ruhe umgab uns.

Bis zum Morgen hatte sich mein Appetit wieder zu gewohnten Höhen aufgeschwungen, und auch der Wellensittich, kaum von seiner Decke befreit, begann sofort wieder mit seinem hektischen Geknabber. Da ich Paul diese akustische Belästigung gerne ersparen, den Vogel aber auch nicht zu lange zugedeckt lassen wollte, bröselte ich ihm etwas Valium unter seine Körner.

Als Paul zum Frühstück kam, war der Wellensittich bereits eingeschlafen. Paul nahm mir gegenüber

Platz, blickte wohlgefällig auf den stillen Vogel und lobte die Ruhe.

Dann entdeckte er sein Frühstücksei. Seine Augen weiteten sich vor Entsetzen.

«Für wen ist das tote Huhn?» fragte er und lehnte sich weit in seinem Stuhl zurück, als hätte ich ihm eine Kreuzspinne auf den Teller gesetzt.

Meine hilflosen Entschuldigungen von wegen «morgens wie ein Kaiser, mittags wie ein König, abends wie ein Bettelmann» schmetterte er mit einem ausführlichen Vortrag über die tägliche Reisration in Indien ab und ergänzte diese Ausführungen mit einem Bericht aus dem Alltag der Totengräber in Bangladesh.

Der Leberwursttoast vertrocknete in meiner Hand. Im Hintergrund hörte ich ein zaghaftes Knacken. Der Wellensittich war schon wieder wach geworden. Ich würde die Valiumdosis erhöhen müssen.

Tatsächlich gelang es mir damit, den Vogel bis zum Mittagessen wieder tief und fest schlafen zu lassen. Paul lobte die köstliche Suppe, die ich aus dem halben Brühwürfel gezaubert hatte, und beschränkte sich auf die kurze Schilderung einiger Lebensmittelvergiftungen aus seinem Bekanntenkreis. Dann umfing uns die festliche Stille unserer Tafel, die erst gegen Ende des Mahles unterbrochen wurde.

Der Wellensittich hatte sich geplustert, um dann mit lautstarkem Knacken wieder zu seiner Lieblingsbeschäftigung überzugehen. Vor dem Abendessen würde ich nochmals zur Apotheke gehen müssen.

Schon nach einer Woche mit Paul hatte ich mich seinen Eßgewohnheiten weitgehend angepaßt. Nachdem er mich einmal beim Anblick eines einzelnen Fettauges auf seiner Suppe nachdrücklich daran erinnert hatte, daß er nicht zur Mastkur zu mir gekommen sei, hielt ich mich streng an diesen Grundsatz. Falls sich trotz ausgefeilter Zubereitungstechniken einmal ein Fettauge auf eine Suppe verirrte, schöpfte ich es vor dem Servieren ab.

So war auch klar, daß Pauls Wunsch nach einer Rindersuppe die Suche nach einem entsprechend mageren Knochen erforderlich machte. Ich lief von Metzger zu Metzger, aber was dort angeboten wurde, triefte vor Fett. Ich wollte gerade resignieren, als mein Blick in den Garten fiel.

Dort lag, bleich und abgenagt in der Sonne glänzend, der Rinderknochen, den ich vor zwei Monaten dem Nachbarhund geschenkt hatte. Nach einigen Wochen im Reich der Würmer hatte er ihn vor einigen Tagen wieder ausgegraben. Inzwischen war der Knochen jedoch so ausgelaugt, daß er jede Lust an ihm verloren hatte. Selbst die Maden machten einen Bogen um ihn wie um einen angepinkelten Stein.

Ich wußte, daß ich nirgendwo einen magereren Knochen finden würde.

Kurz entschlossen eilte ich in den Garten und holte ihn. Dann zeigte ich Paul den Knochen. Er war begeistert und lobte den Metzger in den höchsten Tönen.

Während Paul dem Wellensittich in Anbetracht des bevorstehenden Festessens eine ordentliche Valiumdosis verabreichte, zog ich mich zur Zubereitung des Knochens in die Küche zurück. Es sah ungeheuer appetitlich aus, wie das kochende Wasser an ihm hochperlte. Plötzlich entdeckte ich eine Fliege, die den Luftraum über dem Topf unsicher machte. Ich war überrascht, denn ich hatte seit Tagen keine Fliege mehr in meiner Küche gesehen. Selbst die Mäuse hatten vor einigen Tagen mit verheulten Augen die Speisekammer geräumt. Noch ehe ich die Situation richtig erfaßt hatte, lag die Fliege schon in der Suppe. Sie war auf der Stelle tot. Vorsichtig angelte ich sie mit einer Gabel heraus. Dann inspizierte ich die Absturzstelle. Es war, wie ich befürchtet hatte: Mitten auf der Suppe dümpelte ein verträumtes Fettauge.

Mit einem Löffel entfernte ich den Schandfleck. Unser Mahl war gerettet.

So vergingen die Tage mit Paul wie im Flug. Ich habe viel gelernt und mir inzwischen sogar das warme Essen abgewöhnt.

Für den gebrauchten Herd und den Kühlschrank konnte ich zwar nicht mehr viel nehmen, dafür paßt jetzt aber endlich die Tischtennisplatte in die Küche. Auch im Schlafzimmer habe ich viel Platz gewonnen, seit die Wintergarderobe in der Speisekammer hängt.

Nur mein drogensüchtiger Wellensittich macht mir Sorgen. Erst neulich hatte er wieder einen so üblen Entzug, daß ich den Tierarzt bemühen mußte. Und von seiner abartigen Völlerei ist er auch noch nicht losgekommen.

Wenn das so weitergeht, werde ich etwas unternehmen müssen. Dann kann er im Grill über sein verpfuschtes Leben nachdenken. Aber dazu werde ich Paul einladen müssen.

Alleine schaffe ich den ganzen Vogel doch nicht.

Pollo mexicano

Mein Geburtstagsfest war bereits in vollem Gange, und im Wohnzimmer herrschte der übliche gesellige Tumult, als mein Freund Hans-Jürgen mit der für ihn typischen Verspätung erschien. Auf seinem Arm trug er eine Holzkiste, wie man sie für Wein- oder Sektflaschen verwendet.

Seinem mysteriösen Lächeln nach mußte etwas Besonderes in dieser Kiste sein. Er stellte sie auf den Tisch zu den anderen Geschenken, wobei er einige Päckchen zur Seite schieben mußte. Die Kiste war oben mit einer aufgelegten Holzplatte provisorisch verschlossen.

«Für dich», verkündete er, «mit meinen besten Wünschen.»

Aus dem Inneren der Kiste vernahm man ein Rascheln. «Damit ein bißchen Leben in deinen Garten kommt», fügte er grinsend hinzu.

Zwischen dem Rascheln war jetzt auch ein feines Fiepen zu vernehmen.

«Vielleicht sollte ich die Kiste lieber im Garten aufmachen», schlug ich vor.

Bei den Geschenken von Hans-Jürgen mußte man auf alles gefaßt sein. Er war Tierarzt und arbeitete vorwiegend für den Zoo, so daß er mit fast allen Tieren zu tun hatte und gelegentlich zur Überraschung seiner Gastgeber ein besonders originelles Exemplar mitbrachte.

Die damit verbundenen Erlebnisse waren beliebte Gesprächsthemen, und es ehrte den Gastgeber, von Hans-Jürgen mit einer tierischen Überraschung beglückt zu werden. So hatte er bei einem Gartenfest einmal einen Alligator in das Biotop gesetzt, zu einem vornehmen Empfang ein Stinktier mitgebracht, das ihm dann rein zufällig ausriß und zwischen den Gästen sein typisches Abwehrverhalten zeigte, und zu einer Hochzeit kam er einmal mit einem zahmen Känguruh, dem er einen Smoking angezogen hatte.

Da es sich inzwischen herumgesprochen hatte, daß Hans-Jürgen wieder einmal eine seiner zoologischen Überraschungen mitgebracht hatte, versammelte sich die Gesellschaft interessiert um den Tisch.

Es wurde lebhaft spekuliert, was es wohl diesmal sei. Die allgemeine Unruhe schien sich auf das Innere der Kiste zu übertragen, denn das Rascheln und Fiepen verstärkte sich. Die Neugier der Gäste war nicht länger zu bremsen.

«Mach endlich auf!» brachte einer lautstark die Volksmeinung zum Ausdruck.

Wenn ich nicht als Feigling dastehen wollte, blieb mir keine Wahl. Entschlossen hob ich den Deckel von der Kiste.

Über der Öffnung bildete sich ein Ring neugieriger Köpfe, um dann nach wenigen Sekunden in einem vielstimmigen, enttäuschten «Ohhh!» auseinanderzugehen. Hans-Jürgen bog sich vor Lachen. In der Kiste hockten vier Küken, die sich auf einer verdreckten Lage Zeitungspapier ängstlich aneinanderkauerten. Jedes von ihnen war nicht größer als ein Tennisball und hatte ein in allen Farben schillerndes Gefieder. Die grossen runden Augen blickten furchtsam nach oben.

«Was sind denn das für Vögel?» fragte einer.

Hans-Jürgen blickte einmal in die Runde, um seiner Antwort eine bedeutungsvolle Pause vorauszuschicken. «Mexikanische Kampfhühner», erklärte er. Dabei verzog er keine Miene.

Die Gäste quittierten diese Auskunft mit schallendem Gelächter.

«Dann ist mein Goldhamster ein Frettchen», meinte ein anderer.

Erneutes Gelächter.

Zu welcher Vogelart diese kleinen Küken auch gehören mochten, sie taten mir leid. Um ihnen den Lärm und die rauchgeschwängerte Luft zu ersparen, trug ich sie auf die Terrasse und versorgte sie mit Brotkrumen und frischem Wasser.

Jetzt konnten sie erst einmal zur Ruhe kommen.

Mexikanische Kampfhühner – typisch Hans-Jürgen!

Wahrscheinlich handelte es sich um irgendwelche degenerierten Zierhühner, die nicht einmal Eier legen konnten.

Als ich wieder hereinkam, stand Hans-Jürgen mit einem frischgezapften Bier an der Bar.

«Sind sie nicht süß?» meinte er.

Ich nickte.

«Jetzt kannst du es mir ja sagen», forderte ich ihn

auf, «was wird denn nun wirklich aus diesen Küken?»

«Mexikanische Kampfhühner», beteuerte er, «so wahr wie dies ein Pils ist!»

Nach einem liebevollen Blick auf sein Bier nahm er einen tiefen Schluck. Dann wischte er sich mit dem Handrücken den Schaum von den Lippen.

«Seit einem halben Jahr haben wir diese Hühner im Zoo», erklärte er. «Sie kommen tatsächlich aus Mexiko und heißen dort auch allen Ernstes Kampfhühner.»

«Kampfhühner?» wiederholte ich skeptisch. «Ist das nicht ein sehr martialischer Name für diese kleinen Vögelchen?»

Hans-Jürgen zuckte mit den Schultern.

«Erstens bleiben sie nicht so klein, und zweitens kann ich dir nur sagen, was mir ein südamerikanischer Kollege erzählt hat. Danach werden diese Hühner im Süden von Mexiko gezüchtet, wobei nur solche Tiere für die Zucht genommen werden, die aus mehreren Kämpfen als Sieger hervorgegangen sind. Im übrigen läßt man dort Hennen gegeneinander kämpfen und nutzt dabei die bei vielen Tierarten größere Aggressivität der Weibchen aus.»

Ich sah das friedlich pickende Federvieh vor mir, wie ich es von Bauernhöfen her kannte.

«Hennen kämpfen gegeneinander?»

Hans-Jürgen nickte.

«Bei vielen Tierarten sind die Weibchen viel gefährlicher als die Männchen. Allen voran die Gottesanbeterin, die ihr Männchen nach dem Liebesakt frißt.»

«Schauderhafte Sitten!»

«Das kann man wohl sagen. Aber auch Kampfhühner sollen, was den Akt angeht, nicht ganz ohne sein. Mein Kollege hat mir berichtet, daß es nur noch sehr wenige Hähne schaffen, überhaupt an diese Hennen heranzukommen, so daß allein schon der Akt eine Auslese zu immer stärkeren Nachkommen bewirkt.»

«Da kann man einen deutschen Gockel ja nur warnen.»

Hans-Jürgen nickte erneut.

«Der hätte nicht den Hauch einer Chance. Kampfhühner lassen sich absolut nichts gefallen und attackieren ihre Feinde ohne Rücksicht auf das eigene Leben.»

«Daß Weibchen ihre Jungen unter Einsatz ihres Lebens verteidigen, ist doch im Tierreich nichts Ungewöhnliches...»

«Stimmt», bestätigte Hans-Jürgen, «und es beweist, daß auch den vermeintlich friedlichen Tieren die Bereitschaft zur Aggression in die Wiege gelegt ist, so wie jedes fleischfressende Tier eine angeborene Mordlust für die Lebewesen besitzt, die in der Nahrungskette unter ihm kommen. Und was die Natur nicht macht, schafft der Mensch durch Züchtung.»

«Wie diese Hühner?»

«Ja. Wobei häufig kommerzielle Interessen eine Rolle spielen. Diese Hühnerkämpfe müssen in der mexikanischen Provinz als Stierkampf des kleinen

Mannes eine große Bedeutung haben und machen daher die Züchter erfolgreicher Kampfhühner zu angesehenen und wohlhabenden Leuten.»

Ich zapfte mir ein frisches Bier.

«Ich habe einmal einen Hahnenkampf im Fernsehen gesehen», erinnerte ich mich, «es war ein bestialisches Gemetzel.»

«Wer da überleben will, muß auch extrem zäh und tapfer sein», bekräftigte Hans-Jürgen, «vor allem wenn er eine Vielzahl solcher Kämpfe als Sieger überstehen will. Aber das gilt für alle Züchtungen aggressiver Tiere.»

«Gibt es noch etwas Gefährlicheres als diese Hühner?»

Ich grinste Hans-Jürgen provozierend an.

«Und ob», antwortete Hans-Jürgen. Bei Fragen aus seinem Fachgebiet bekam man immer eine sachliche Antwort. «Zum Beispiel die Kampfhunde oder die Killerbienen. Ursprünglich zu einem guten Zweck gezüchtet, haben sich viele von diesen Arten inzwischen der Kontrolle entzogen und werden immer gefährlicher. Das liegt einfach daran, daß sich bei der Paarung nur noch die kräftigsten und aggressivsten Tiere durchsetzen können.»

Hans-Jürgens wissenschaftliche Erklärungen klangen zwar ganz plausibel, aber die Geschichte mit den mexikanischen Kampfhühnern kam mir immer noch reichlich spanisch vor.

Da es meine Pflichten als Gastgeber jedoch nicht zuließen, mich weiter mit diesem Thema zu befassen, hatte ich die Küken im Laufe des Abends schnell vergessen.

Erst am nächsten Morgen erinnerte ich mich wieder an die Kiste. Als ich den Deckel abhob, wuselten die vier bunten Wollknäuel aufgeregt durcheinander und begrüßten mich mit hungrigem Fiepen. Das Brot hatten sie völlig aufgefressen, und von dem Wasser war nur noch eine winzige Pfütze übrig.

Ich stellte ihnen frisches Wasser hin und fuhr um die Ecke zur landwirtschaftlichen Genossenschaft, um einen großen Sack Futtermischung für Junghühner zu kaufen. Dann baute ich aus Resten von Maschendraht und aus alten Brettern eine Voliere mit einem kleinen Hühnerhaus.

Da ich in einer ruhigen und abgelegenen Gegend wohnte und einen großen Garten besaß, brauchte ich keine Bedenken zu haben, daß jemand an den Hühnern Anstoß nehmen könnte. Es waren ja nur Hennen und kein krähender Hahn. Außerdem hatte ich nur seitliche Nachbarn, denn unsere Grunstücke grenzten an ausgedehnte Felder, hinter denen der Wald begann. Links von mir lebte eine ältere Witwe mit ihrem Kater Bruno, rechts ein ehemaliger Zollbeamter, der ebenfalls verwitwet war und einen Rottweiler namens Caesar besaß. Meine Nachbarin war eine stille und liebenswerte Dame, bei dem pensionierten Beamten hingegen handelte es sich um einen verschrobenen, polternden Kerl, der häufig betrunken war und mit seinem unangenehmen Charakter gut zu seinem Hund paßte. Es hatte fast ein Jahr gedauert, bis dieses Tier mich als Nachbarn akzeptierte und nicht mehr stundenlang kläffte, wenn ich meinen Garten betrat. Vielleicht hatte der Hund seinen Haß inzwischen auch ganz auf den Kater konzentriert, denn jedesmal, wenn Bruno einen Streifzug durch meinen Garten machte, bekam Caesar Tobsuchtsanfälle und hechelte wild kläffend am Zaun hin und her. Ohne Frage stand die Katze ganz oben auf seiner Abschußliste, und es war nur eine Frage der Zeit, bis er auf der Jagd nach Bruno wieder in meinem Garten auftauchen würde. Vor einigen Monaten war das schon einmal passiert, als ihn ein Kaninchen in meinem Garten so gereizt hatte, daß er sich unter dem Zaun durchgewühlt und das arme Tier vor meinen Augen zerfleddert hatte. An dieses Ereignis mußte ich denken, als ich die Küken in die Voliere setzte und mir die beiden Tiere von den Nachbargrundstücken aus interessiert dabei zusahen. Während Bruno mit katerhafter Würde ruhig auf der Mauer saß, lief Caesar mit triefenden Lefzen hinter dem Zaun hin und her.

Von Hunden hatten Hühner im allgemeinen nichts zu befürchten, aber bei dem Kater war ich mir nicht so sicher. Ich wandte mich Bruno zu.

«Laß meine Hühnchen in Ruhe!» warnte ich ihn. Er schnurrte unverbindlich.

Die nächsten Wochen waren für mich mit so viel beruflichem Streß verbunden, daß ich das rasante Wachstum der Hühner nur am Rande verfolgen konnte. Lediglich abends, wenn ich ihnen Futter und einige Blätter Löwenzahn brachte, hatte ich etwas Zeit für sie. Sie waren so zahm und friedlich, daß ich die Geschichte ihrer angeblichen Herkunft längst zu den Akten gelegt hatte.

Als ich Hans-Jürgen eines Abends bei einem Bier traf, sprachen wir über die Hühner. Ich berichtete ihm, wie unauffällig sie sich entwickelten, und er bestätigte mir, daß er auch von ihrer Verwandtschaft im Zoo nichts Aufregendes gehört hatte.

«Tiere sind wie die Menschen», philosophierte er, «wenn sie genug zu essen haben und nicht bedroht werden, dann entwickeln sie auch keine Aggressionen.»

«Legen Sie auch Eier?» fragte ich.

Hans-Jürgen lachte.

«Alle Vögel legen Eier», antwortete er. «Ich schätze, daß deine Hühner im Laufe der nächsten zwei Monate damit anfangen werden.»

Vier Wochen nach diesem Gespräch fand ich tatsächlich das erste Ei in der Voliere. Es war hellbraun mit schwarzen Punkten, wunderschön oval und genauso groß wie ein ordentliches deutsches Landei. Es war das erste Mal, daß ein Huhn ein Ei für mich gelegt hatte, und entsprechend groß war meine Freude. Ich trug das Ei in die Küche und legte es ganz oben auf die Obstschale. Dort wirkte es sehr dekorativ, und ich konnte in Ruhe darüber nachdenken, auf welche Art ich es zubereiten wollte.

Zwei Tage später lag ein zweites Ei in der Voliere. Da es Samstag war, rief ich Hans-Jürgen an und lud ihn zum gemeinsamen Verzehr ein. Wir kochten die beiden Eier weich und machten es uns auf der Terrasse bequem. Das Eiweiß war fest und feinschichtig wie das Fleisch einer Hummerschere, der Dotter goldgelb und zart wie frisch geschlagene Sahne. Wir waren uns einig, daß dies die köstlichsten Eier waren, die wir je gegessen hatten.

Während des Essens betrachteten wir die vier Hühner, die jetzt die Größe ihrer deutschen Artgenossen erreicht hatten und friedlich in ihrer Voliere herumpickten.

Hans-Jürgen deutete auf die Hühner.

«Warum läßt du sie nicht raus?» fragte er. «Sie sind jetzt ausgewachsen und können sich ihr Grünzeug selbst suchen.»

«Und wenn sie an meinen Salat gehen?» fragte ich.

«Man muß mit seinen Gästen teilen», grinste Hans-Jürgen, «dafür sparst du eine Menge Körnerfutter, und deine Eier schmecken noch besser.»

«Und wenn sie weglaufen?»

«Warum sollten sie? Hühner sind keine Zugvögel, sie bleiben da, wo es ihnen gutgeht. Dein Garten ist ihr Zuhause, und da werden sie bleiben.»

«Und der Kater?» Ich deutete auf Bruno, der auf der Mauerkrone in der Sonne lag und mit einem Auge zu uns herüberblinzelte.

«Katzen gehen nicht an Hühner!» erklärte Hans-Jürgen. «Du brauchst dir um die Vögel wirklich keine Sorgen zu machen!»

«Wenn ich Probleme habe, rufe ich dich an», versprach ich.

«Da wirst du wenig Glück haben», meinte Hans-Jürgen, «denn das nächste halbe Jahr bin ich weg.»

Ich erinnerte mich: Hans-Jürgen ging ja für sechs Monate in einen amerikanischen Zoo, während ein Kollege aus den Staaten seine Stelle einnahm. Mit diesen regelmäßigen Stellenaustauschen erweiterten die Tierärzte ihren Erfahrungsschatz und förderten die ohnehin gute Zusammenarbeit zwischen den Tiergärten.

Am folgenden Sonntag hatte ich genug Zeit, um mich mit den Hühnern zu beschäftigen und Hans-Jürgens Vorschlag auszuprobieren.

Als ich zur Voliere kam, begrüßten mich die Hühner mit erhobenen Köpfen und freudigem Flügelschlagen, denn mein Erscheinen war meistens mit einer Fütterung verbunden.

Ich öffnete die Tür ihres Geheges und trat einige Schritte zurück, um ihnen zu zeigen, daß sie herauskommen durften. Überrascht von dem ungewöhnlichen Angebot, näherten sie sich langsam der Öffnung. Vorsichtig streckten sie ihre Hälse heraus und sahen sich im Garten um, ehe sie mit einem kraftvollen Satz über die Schwelle hüpften und neugierig pickend das Gelände inspizierten.

Eine Zeitlang beobachtete ich die Hühner, wie sie mit sichtlichem Wohlbehagen ihr neues Reich erkundeten. Dann nahm ich mir ein Buch und machte es mir auf der Terrasse im Liegestuhl bequem. Es war ein herrlicher Tag, und die Ruhe und das viele Grün um mich herum bestätigten einmal mehr, wie sinnvoll es gewesen war, der Großstadt den Rücken zu kehren. Ich hatte gerade zwei Seiten gelesen, als ich in meinem Augenwinkel eine schnelle Bewegung registrierte. Es war Bruno, der mit einem Satz auf der Gartenmauer aufgetaucht war und jetzt mit vorgestrecktem Kopf zu den Hennen herunteräugte. Da er die Tiere bisher nur in der Voliere erlebt hatte und meinen Garten als sein Territorium betrachtete, mußten ihm die Vögel wie Eindringlinge vorkommen. Ein Huhn befand sich direkt unter ihm, die anderen waren einige Schritte entfernt. Auch die Hühner mußten Brunos Erscheinen bemerkt haben, denn für einen kurzen Augenblick hörten sie auf zu picken und sahen zu dem Kater hoch.

Doch dann wandten sie sich wieder, als wäre ihnen die Anwesenheit der Katze völlig gleichgültig, dem Boden zu und zupften unbekümmert an ihrem Grünzeug.

Den Kater schienen die Hühner in seinem angestammten Revier jedoch mächtig aufzuregen, denn er strich unruhig auf der Mauer hin und her, wobei seine geduckte Stellung und das zeitlupenartige Peitschen seines Schwanzes höchste Anspannung verrieten. Vielleicht reizte ihn die geradezu provozierende Gleichgültigkeit der Vögel zusätzlich, denn sie pickten in seiner unmittelbaren Nähe unbekümmert weiter und warfen nur gelegentlich einen gelangweilten Blick zu ihm hinauf.

Ich überlegte mir, ob ich Bruno zur Sicherung des Friedens vertreiben sollte, doch das furchtlose Verhalten der Hühner zerstreute meine Bedenken. ‹Katzen gehen nicht an Hühner!› hatte Hans-Jürgen gesagt. Und er als Tierarzt mußte es schließlich wissen.

So wandte ich mich erneut meinem Buch zu und hatte, das gleichmäßige Hin und Her des Katers in meinem Augenwinkel, wieder einige Seiten gelesen, als mich eine abrupte Änderung in Brunos Bewegungsablauf erneut aufsehen ließ.

Mit Entsetzen erkannte ich, daß ich die Situation falsch eingeschätzt hatte, denn der Kater stürzte sich mit einem heiseren Fauchen auf das Huhn unter ihm. Was dann passierte, geschah so unglaublich schnell, daß ich es nur in einer Art Zeitlupenaufnahme wiedergeben kann.

Noch während der Kater in der Luft war, schossen Kopf und Hals des Huhnes wie eine Speerspitze dem Angreifer entgegen und trafen ihn mit solcher Wucht zwischen den Augen, daß er einen Salto über das Huhn machte. Seine Beine schlingerten hilflos durch die Luft, und noch ehe der Kater wieder Bodenkontakt hatte und zu einer koordinierten Bewegung fähig war, fiel der Schnabel des Huhnes bereits mit dem Stakkato einer elektrischen Nähmaschine über seinen Kopf und Hals her. Wie gesagt ging alles unglaublich schnell. Es waren höchstens drei Sekunden vergangen, seit der Kater zu seinem verhängnisvollen Sprung angesetzt hatte – und jetzt lag er reglos im Gras.

Das Huhn stand noch einen kurzen Augenblick neben seinem Gegner und musterte ihn wie ein Jäger, der sich überlegt, ob er seinem Opfer noch den Fangschuß verpassen muß. Es hatte Kopf und Hals leicht nach hinten geneigt, bereit, sofort wieder mit dem Schnabel zuzustoßen, aber der Kater rührte sich nicht mehr. Langsam entspannte sich das Huhn, Kopf und Hals kamen wieder nach vorne, es plusterte sich und betrachtete seinen Gegner noch einen Moment. Dann drehte es gemächlich ab und begann zufrieden an einem Halm zu zupfen.

Die anderen Hühner schien der Vorgang völlig unberührt gelassen zu haben, denn sie waren so intensiv mit ihrem Grünzeug beschäftigt, als wäre nicht das geringste geschehen. Das Schwänzchen in der Höhe, den Kopf am Boden, schien für sie die kleine Welt völlig in Ordnung zu sein.

Sie boten das perfekte Bild idyllischen Friedens. Wäre da nicht der leblose Kater gewesen.

Ich holte ein paarmal tief Luft, legte das Buch zur Seite, verließ meinen Liegestuhl und ging langsam zu Bruno. Seine Augen waren wie in ungläubigem Entsetzen geweitet, und aus den Löchern in seinem Fell rann in zähen Tropfen das rasch gerinnende Blut. Sein Brustkorb hob sich noch ein letztes Mal, dann hatte ihn auch das letzte der berühmten sieben Katzenleben verlassen.

Ich zog Bruno unter einen Busch und ging zu dem wehrhaften Huhn, das seine ganze Aufmerksamkeit einem saftigen Löwenzahnblatt widmete.

«Was hast du getan?» fragte ich und bemerkte, wie meine Stimme zitterte. Die Hinrichtung des Katers war mir ganz schön in die Knochen gefahren.

Das Huhn sah zu mir auf und plusterte sich freundlich, dann wandte es sich wieder seinem Löwenzahn zu.

Ich blickte mich um.

Gott sei Dank war von meinen Nachbarn nichts zu sehen. Wahrscheinlich pflogen sie der bei älteren Herrschaften üblichen Mittagsruhe.

Nur Caesar stand hinter dem Zaun und starrte durch die Büsche zu mir herüber. So regungslos hatte ich ihn schon lange nicht mehr gesehen. Vielleicht war er über das plötzliche Ende des Katers genauso entsetzt wie ich. Oder sann er schon auf Rache an den Hühnern, weil sie ihm seinen Intimfeind weggeschnappt hatten?

Auf jeden Fall mußte ich den armen Kater so schnell wie möglich verschwinden lassen.

Ich holte den Spaten aus der Garage und sah mich noch einmal um. Bis auf die pickenden Hühner und den immer noch unbeweglich hinter dem Zaun stehenden Rottweiler war die Luft rein.

Ich wählte ein schattiges Plätzchen in der Nähe der Mauer, so daß Bruno seine letzte Ruhestätte wenigstens in der Nähe seiner alten Heimat haben würde.

Ich hatte gerade die ersten zwei Spatenstiche gemacht, als mich die Stimme meiner Nachbarin zusammenfahren ließ.

«Am heiligen Sonntag bei der Gartenarbeit!»

Mit einem freundlichen Kichern erschien ihr faltiges Gesicht über der Mauer. Sie stand genau an der Stelle, von der aus Bruno eben seinen letzten Satz gemacht hatte.

«Ich wollte nur etwas umsetzen», brachte ich hervor. Gleichzeitig fiel mir ein Stein vom Herzen: Bruno hatte ich ja unter dem Busch versteckt.

Ich überlegte einen Moment, ob ich ihr alles erzählen sollte, aber dann verwarf ich den Gedanken wieder. Wer weiß, welche Verwicklungen daraus entstehen würden, und schließlich war der Kater der Angreifer gewesen.

«Haben Sie Bruno gesehen?» fragte sie und sah sich suchend in meinem Garten um. Da sie die Frage nach ihrem Kater gerne benutzte, um mit mir ins Gespräch zu kommen, fiel mir die Lüge nicht allzu schwer.

«Nein», antwortete ich und versuchte meiner Stimme einen gleichgültigen Klang zu geben.

«Ich dachte nur wegen Ihrer Hühner», erklärte sie und deutete auf das friedlich pickende Quartett, «nicht, daß denen was passiert.»

«Katzen gehen nicht an Hüher», erklärte ich ihr.

Ihr faltiges Gesicht verzog sich zu einem Ausdruck gütiger Skepsis.

«Eine Katze ist eine Katze und ein Vogel ein Vogel», meinte sie weise.

Ich widersprach ihr nicht.

Da auf die Mittagsruhe der alten Dame offenbar kein

Verlaß war, verlegte ich Brunos Bestattung in die Abendstunden. Um zehn Uhr schließlich gingen rechts die Rolläden herunter, und eine halbe Stunde später beobachtete ich beim Nachbarn zur Linken das gleiche, so daß ich den Kater endlich beisetzen konnte.

Es war eine eigenartige Beleuchtung, als ich das tote Tier unter dem Busch hervorholte und zu seiner letzten Ruhestätte trug, denn die zerrissene Wolkendecke ließ das fahle Mondlicht in bizarren Lichtfetzen über den Garten wandern.

Nachdem ich mit dem Ausheben seines Grabes fertig war, kniete ich nieder und nahm den Kater in meine Hände. Obwohl das Blut auf seinem Fell längst verkrustet und sein Körper schon erstarrt war, fühlte er sich immer noch warm an.

Armer Kerl, dachte ich, als ich ihn auf den kühlen Boden der Grube legte, und strich ihm ein letztes Mal über das Fell.

Dann richtete ich mich wieder auf, klopfte die Erde von meinen Knien und erstarrte.

Ich war nicht allein.

Mir gegenüber standen die vier Hühner und sahen mich regungslos an.

Einen Moment lang war ich fassungslos, denn ich hatte ihr Kommen überhaupt nicht bemerkt. Ihre plötzliche Anwesenheit, der tote Kater und die gespenstische Beleuchtung verstärkten in mir das Gefühl, mich in einem Alptraum zu befinden. Ich schloß die Augen für einen Moment und machte sie dann vorsichtig wieder auf.

Ich mußte mich damit abfinden: die tote Katze und die vier Hühner waren Realität.

Da ich Brunos Beerdigung so schnell wie möglich hinter mich bringen wollte, nahm ich die erste Schaufel Erde und warf sie auf die Tierleiche.

Ich wollte gerade die zweite Ladung folgen lassen, als eines der Hühner bis an den Rand des Grabes vortrat und in die Tiefe blickte. Es hatte den Kopf leicht nach vorne geneigt, als wolle es dem toten Kater die letzte Ehre erweisen. Es fehlte nur noch die Blume in seinem Schnabel.

Da ich diesen außergewöhnlichen Akt der Pietät nicht stören wollte, unterbrach ich das Schaufeln und wartete ab. Dann erkannte ich, wem die wahre Anteilnahme des Huhnes galt.

Am Rande der Grube ringelte sich ein kapitaler Regenwurm.

Das Huhn fixierte den Wurm für einen Augenblick, spreizte die Flügel etwas ab und schoß mit einer blitzartigen Bewegung seines Kopfes nach vorne.

Schon zappelte der Wurm im Schnabel. Genußvoll legte es den Kopf zurück, schluckte seine Beute herunter und reihte sich wieder in die Trauergemeinde ein.

Da es in dem Erdreich von Regenwürmern nur so wimmelte, verzögerte sich Brunos Beerdigung beträchtlich. Schließlich konnte ich aber doch die letzte Schaufel auf den kleinen Hügel geben und die Zeremonie beenden.

Auf dem Rückweg zum Haus sah ich einen dunklen Schatten hinter dem Zaun. Es war Caesar, der immer noch bewegungslos dort stand und die Bestattung offenbar aus der Ferne verfolgt hatte. Er gab keinen Mucks von sich. Das Ende des Katers schien auch seine Freude am Kläffen beeinträchtigt zu haben. Die Hühner schenkten dem Hund keine Beachtung und tippelten hinter mir her zu ihrer Voliere.

«Geht schön schlafen!» sagte ich und hielt ihnen die Tür weit auf.

Einen Moment standen sie unschlüssig vor ihrem Gehege, dann wandten sie sich wie auf ein geheimes Kommando entschlossen von der Voliere ab und schwangen sich mit kräftigen Flügelschlägen, wie ich sie noch nie bei ihnen gesehen hatte, auf den untersten Ast des Apfelbaumes, der neben ihrem Gehege stand. Dort setzten sie sich dicht nebeneinander, plusterten sich auf und benahmen sich ganz so, als hätten sie noch nie woanders geschlafen. Obwohl ich mir nach den Umständen von Brunos Tod eigentlich keine Sorgen mehr um die Sicherheit der Hühner zu machen brauchte, wollte ich sie doch lieber über Nacht in der Voliere haben.

Ich ging zu dem Baum und streckte meine Hand nach dem ersten Huhn aus, um es in das Gehege zu tragen. Ich berührte schon fast sein Gefieder, als es sich leicht aufrichtete und seine Flügel abwinkelte. Dabei zog es Kopf und Hals langsam nach hinten, und die runden Augen fixierten mich mit geradezu hypnotischer Intensität.

Da mir das Schicksal des Katers und der Regenwürmer hinlänglich vor Augen geführt hatte, was es mit dieser Bewegung auf sich hatte, ließ ich die Hühner auf ihrem Ast und zog mich ins Haus zurück. Von der Terrasse aus betrachtete ich noch einmal die vier. Wie sie da nebeneinander hockten, ihr Gefieder vom lauen Nachtwind in flauschige Plusterwölkchen verwandelt, boten sie wirklich ein Bild idyllischen Friedens.

Als ich am nächsten Morgen das Haus verließ, wuselten die Hühner bereits munter durch den Garten. Beim Öffnen des Garagentors traf ich meine Nachbarin, die gerade ihre Zeitung aus dem Briefkasten holte.

«Haben Sie Bruno gesehen?» fragte sie. «Er ist heute morgen nicht nach Hause gekommen.»

«Nein», antwortete ich und versuchte mein Unbehagen zu überspielen, «vielleicht hat er eine Freundin...?»

«Bruno ist doch kastriert», klärte sie mich auf, «der hat mit Mädchen nichts mehr im Sinn.»

Armer Kater, dachte ich, er hat wirklich nicht mehr viel vom Leben gehabt.

Als ich abends nach Hause kam, war von den Hühnern nichts zu sehen. Ich hatte jedoch keine Zeit, nach ihnen zu suchen, weil die Übertragung des Fußballänderspiels jeden Augenblick beginnen mußte. Ich holte mir ein Bier aus dem Kühlschrank und machte es mir vor dem Fernsehapparat bequem. Feierabend, hier bin ich, dachte ich zufrieden, legte die Beine hoch und goß mir das Bier ein. Aus dem Fernsehgerät ertönte die Erkennungsmelodie der Eurovision, und das Bild begann sich wie immer nach dem Einschalten flimmernd zu stabilisieren.

Aber während sich sonst nach wenigen Augenblicken gestochen scharfe Konturen zeigten, blieb die Mattscheibe diesmal flau und griesig, als würde ein Schneesturm übertragen und kein Länderspiel. Ich probierte die anderen Programme, aber das Bild war auf allen Kanälen gleich schlecht. Ich überprüfte die Stecker und Kabel, konnte aber die Ursache für die Störung nicht finden.

Dann erinnerte ich mich, daß ich einmal einen gleichartigen Bildausfall hatte, als bei einem Sturm die Antenne abgebrochen war. Ich ging in den Garten und sah hinauf auf das Dach.

Die Antenne war noch da.

Sie machte sogar einen ausgesprochen stabilen Eindruck und schien einiges aushalten zu können. Immerhin saßen vier Hühner darauf.

Da ich wenig Chancen sah, die Hühner von ihrem luftigen Sitzplatz wegzulocken, fuhr ich kurz entschlossen zu einem in der Nähe wohnenden Freund und sah mir das Spiel dort an. Als ich nach Hause kam, war es schon dunkel. Trotzdem ging ich noch einmal in den Garten, um nach den Hühnern zu sehen. Zu meiner großen Erleichterung waren sie wieder in tiefere Gefilde zurückgekehrt und hockten auf ihrem Baum.

Ich wollte gerade wieder ins Haus gehen, als ich ein

eigenartiges scharrendes Geräusch vernahm. Es kam aus der Ecke des Gartens, wo ich den Kater beerdigt hatte.

Ich versuchte meine Augen an die Dunkelheit zu gewöhnen und ging vorsichtig auf das Geräusch zu. Als ich mich Brunos Grab bis auf wenige Schritte genähert hatte, verstummte das Scharren, um nach einer kurzen Pause gespenstischer Stille in ein heiseres Knurren überzugehen.

Erschrocken blieb ich stehen.

Vor mir in der Dunkelheit erkannte ich Brunos aufgewühltes Grab, aus dem bereits ein Bein des Katers herausgezerrt worden war, daneben stand der Schatten eines großen Hundes.

Es konnte nur Caesar sein.

Offensichtlich war er gerade dabei, die Leiche des Katers wieder auszugraben, um auf diese Weise doch noch seines Erzrivalen habhaft zu werden.

Ich verharrte in völliger Regungslosigkeit, um den offensichtlich äußerst aufgeregten Hund nicht noch mehr zu provozieren, und überlegte fieberhaft, was ich unternehmen konnte. Sollte ich nach seinem Herrchen schreien, damit er die Bestie zurückpfiff? Aber dann wäre der tote Kater kein Geheimnis mehr, und ich hätte mit beiden Nachbarn Ärger.

Ich kam nicht dazu, den Gedanken weiterzuspinnen, denn meine Nähe schien Caesars Erregung gefährlich zu steigern. Im vorderen Teil des großen schwarzen Schattens, wo ich den Kopf vermutete, erschien eine Reihe weißer, gefletschter Zähne, und das

Knurren ging in ein bedrohliches Fauchen über. Mein Garten schien sich immer mehr zu einem Szenario für Horrorfilme zu entwickeln.

Der Hund war höchstens zwei Meter von mir entfernt, und ich spürte, wie meine Knie weich wurden und mein Puls zu rasen begann.

Sollte ich vielleicht doch versuchen, meinen Nachbarn zu rufen? Würde mich überhaupt jemand hören?

Nackte Angst kroch in mir hoch.

Dann passierte es.

Mit einem gewaltigen Satz sprang der Hund auf mich zu und warf mich mit der Wucht seines massigen Körpers hintüber. Sein heißer, übelriechender Atem schlug mir ins Gesicht, dann prallte ich mit dem Kopf gegen etwas Hartes und verlor das Bewußtsein.

Als ich wieder zu mir kam, wußte ich zunächst weder wo ich mich befand, noch was geschehen war. Ich fühlte nur einen widerlichen Schmerz am Hinterkopf und daß ich am ganzen Körper vor Kälte zitterte. Um mich herum war dunkle Nacht.

Ich tastete meinen Kopf ab und stellte fest, daß meine Haare am Hinterkopf klebrig-feucht und verkrustet waren. Ich lag neben einem Randstein, dessen Kante ebenfalls klebrig war.

Langsam kehrte die Erinnerung zurück.

Ich richtete mich mühsam auf und sah mich um. Einen Schritt von mir entfernt lag ein großer, unförmiger Schatten.

Caesar!

Keine Frage, es war der Hund.

Aber warum lag er so ruhig da? Lauerte er darauf, daß ich wieder zu mir kam, um sich erneut auf mich zu stürzen?

Wieder stieg eine Woge eiskalter Angst in mir auf. Ich wagte kaum zu atmen. Ohne mich zu bewegen, starrte ich den Hund an und versuchte in der Dunkelheit zu erkennen, was er vorhatte.

Sein Kopf lag seitlich im Gras, und seine Augen blickten, soweit ich dies erkennen konnte, zu mir herüber. Sein wuchtiger Leib wirkte jedoch eher entspannt, nicht wie auf dem Sprung zu einem tödlichen Angriff, denn er hatte, als schliefe er, alle vier Beine zur Seite gestreckt. Es ging eine so gespenstische Ruhe von ihm aus, daß mir nicht einmal die geringste Atembewegung entgangen wäre. Auch seine Augen waren ausdruckslos und starr.

Dann begriff ich, was los war: Der Hund war tot!

Vorsichtig schob ich mich näher und pustete ihn an. Durch den Luftzug stellten sich die Haare auf seiner Schnauze auf, aber sein Körper rührte sich nicht, seine leeren Augen blieben blicklos.

Caesar war tatsächlich tot.

Vorsichtig berührte ich seine Nasenspitze, dann den Kopf. Sein Fell fühlte sich noch warm an. Als ich am Hals nach der Schlagader tastete, griff ich in klebriges Blut.

In diesem Moment riß die Wolkendecke auf und

zeigte mir, wo das Blut herkam. Sein Hals war übersät mit Löchern, die mit geronnenem Blut verkrustet waren. Fassungslos starrte ich auf die vielen Wunden. Es sah aus, als wäre der Hund mit einer Schrotladung erlegt worden.

Aber bei näherer Betrachtung waren die Löcher nicht kreisrund, sondern eher etwas unregelmäßig. Sie sahen genau so aus, wie die Löcher am Hals des Katers ausgesehen hatten.

Es war nicht zu glauben!

Konnte das sein?

Sollten die Hühner auch diesen gewaltigen Hund erledigt haben?

Es war unglaublich, aber es war die einzige Erklärung. Meine Hühner hatten mich gerettet.

Ich rappelte mich auf, ging zu ihrem Schlafbaum.

Aufgeplustert hockten sie nebeneinander und blinzelten mich freundlich an.

«Danke, Mädels!»

Was sollte ich sonst sagen?

Es war ein mühsames Geschäft, in meinem angeschlagenen Zustand eine Grube für Caesar auszuheben. Mein Schädel brummte, und mir war erbärmlich kalt, aber ich mußte den toten Hund unter die Erde bringen, bevor sein Herrchen anfing, nach ihm zu suchen. Ich wollte ihn dicht neben Bruno verbuddeln, so daß die beiden wenigstens an ihrer letzten Ruhestätte zu einem friedlichen Nebeneinander finden konnten.

Ich hatte kaum den ersten Spatenstich getan, als die

Hühner sich von ihrem Baum herunterschwangen und mir Gesellschaft leisteten. Tippelnd gruppierten sie sich um die Grube und beäugten aufmerksam das aufgebrochene Erdreich. Sobald sich ein Regenwurm zeigte, wurde er von dem am günstigsten postierten Huhn in gewohnter Manier herausgezogen und verspeist. Wegen des ungleich größeren Grabes mußten jetzt noch mehr Würmer ihr Leben lassen als bei Brunos Beerdigung.

Obwohl ich mich danach kaum noch auf den Beinen halten konnte, mußte ich noch alle Hinweise auf Caesars Gastspiel bei mir beseitigen. Vor allem mußte irgendwo ein Durchschlupf sein, der in meinen Garten führte.

Als ich mich dem Zaun näherte vernahm ich das Schnarchen meines Nachbarn, das durch die halbgeöffnete Terrassentür drang. Wahrscheinlich war er wieder einmal betrunken in seinem Wohnzimmer eingeschlafen, so daß ich von ihm nichts zu befürchten hatte.

Ich inspizierte den Zaun und fand eine Kuhle, die Caesar zwischen zwei Zaunpfählen gegraben und wo er sich dann unter dem Draht des Zaunes durchgezwängt hatte. Dabei waren zahlreiche Haare aus seinem Fell am Zaun hängengeblieben.

Ich entfernte die Haare, bog den Zaun wieder gerade und schüttete das verräterische Loch zu. Nachdem ich es mit Blättern bedeckt hatte, konnte niemand mehr auf die Idee kommen, daß Caesar an dieser Stelle bei mir eingedrungen war, und niemand würde sein Verschwinden mit mir in Zusammenhang bringen.

Aber er konnte sich auch nicht in Luft aufgelöst haben; deshalb mußte ich eine andere Spur legen, die seinem Herrchen eine ausreichende Erklärung für Caesars Verschwinden liefern würde.

Ich suchte mir eine gut sichtbare Stelle, an der das Nachbargrundstück an das offene Feld grenzte, und grub erst mit dem Spaten und dann mit der Hand eine ähnliche Kuhle, wie Caesar sie gegraben hatte. Dann bog ich den Draht etwas nach oben um und hängte die Haare daran, die ich am richtigen Durchschlupf gepflückt hatte.

Ich war stolz auf mich.

Jetzt mußte jeder annehmen, daß Caesar sich hier unter dem Zaun durchgegraben und zum Feld hin davongemacht hatte.

Aus der Ferne lauschte ich noch einmal dem sägenden Schnarchen meines Nachbarn, dann ging ich todmüde, durchgefroren und mit schmerzenden Gliedern ins Bett.

Als ich am nächsten Tag von der Arbeit nach Hause fuhr, begegnete ich in einer Nebenstraße meinem Nachbarn. Er lief mit der Hundeleine herum und blickte in die Grundstücke.

Als er meinen Wagen erkannte, trat er auf die Straße und forderte mich mit rudernden Armen auf, anzuhalten. Ich ließ die Scheibe herunter. Aufgeregt beugte er sich zu mir herab und blies mir seine Fahne vom Vorabend entgegen.

«Caesar ist verschwunden!» berichtete er mir atemlos.

«So!» Ich gab mich ahnungslos. «Wie ist er denn aus dem Garten herausgekommen?»

Ich wollte sehen, ob mein Ablenkungsmanöver erfolgreich gewesen war.

«Er hat sich unter dem Zaun durchgegraben und ist dann irgendwo ins Feld! Ich habe überall nach ihm gesucht, aber er ist wie vom Erdboden verschwunden.»

«Tja!» meinte ich achselzuckend. Da ich aus meiner Abneigung gegen ihn und seinen Hund nie einen Hehl gemacht hatte, wollte ich mich nicht mit zuviel Anteilnahme verdächtig machen.

«Vielleicht ist er hinter einer heißen Hündin her?» spekulierte ich. Für außergewöhnliche Verhaltensweisen liefert der Geschlechtstrieb immer die besten Erklärungen.

«Unsinn!» Mein Nachbar machte eine unwirsche Handbewegung. «Caesar hat mit Mädchen nichts mehr im Sinn!»

Ich verkniff mir die Frage, ob er sich statt dessen auch dem Alkohol zugewandt habe, und zuckte mit den Schultern. Auf jeden Fall schien es mit der Sexualität in meinen Nachbarhaushalten nicht mehr weit her zu sein.

«Vielleicht war er hinter einem Kaninchen her?» spekulierte ich erneut.

Mein Nachbar sah mich mißtrauisch an. Seit Caesar das Kaninchen in meinem Garten gerissen hatte, hatten wir kein Wort mehr miteinander gesprochen.

«Vielleicht», meinte er nachdenklich.

«Wenn ich Caesar irgendwo sehe, sage ich Ihnen Bescheid», erklärte ich und ließ ihn mit einem freundlichen Nicken stehen.

Ich freute mich, daß meine falsche Fährte ihren Zweck so gut erfüllt hatte, und bemerkte zugleich, daß mir Caesars Dahinscheiden wesentlich weniger Kopfzerbrechen bereitete als der Tod des armen Katers.

Nachdem ich den Wagen in die Garage gefahren hatte, ging ich erst einmal in die Küche, um mir ein Glas mit kühlem Mineralwasser einzugießen. Dann trat ich wie immer auf die Terrasse, um nach den Hühnern zu sehen.

Da ich zunächst keines der Tiere entdecken konnte, nahm ich an, daß sie wieder von der Fernsehantenne aus die gute Aussicht genossen. Ich ging in den Garten, um von dort aus einen Blick auf das Dach zu werfen. Aber es war kein Huhn zu sehen. Statt dessen fiel mir ein großer Raubvogel auf, der dicht über meinem Garten kreiste. Da die angrenzenden Felder für solche Vögel ein beliebtes Jagdrevier waren, war der Anblick eines kreisenden Raubvogels nichts Ungewöhnliches. Auffällig war nur, daß dieser Vogel sehr dicht über mein Grundstück flog und sich offenbar für etwas in meinem Gemüsegarten interessierte.

Da dieser dicht an der Grenze zum Feld lag, mußte

ich zunächst einige Schritte gehen, ehe ich ihn einsehen konnte.

Dann entdeckte ich die gefiederten Rücken zwischen meinen Salatköpfen. Ich hätte es mir denken können, daß sie irgendwann vom Löwenzahn auf Salat umsteigen würden. Es schien ihnen offensichtlich zu schmecken, denn immer wenn sie ein neues Stück gerupft hatten, legten sie beim Schlucken den Kopf genüßlich nach hinten. Es war ein gleichmäßiges Auf und Ab, das fast schon etwas von einem Hühnerballett hatte.

Nur eines der Hühner tanzte aus der Reihe. Es verharrte in einer Apathie, wie ich sie an meinen sonst so quirligen Vögeln noch nie beobachtet hatte. Ich musterte die anderen Hühner. Sie waren wie immer ein munteres Quartett.

Quartett?

Ich zählte nach.

Es waren vier Vögel, die da munter und einträchtig pickten. Meine Hühner waren also vollzählig.

Was da lag, konnte gar kein Huhn von mir sein. Es war ein anderer Vogel.

Als ich näher kam, sah ich, daß der Vogel deutlich größer war als meine Hühner und ein braunschwarzes Gefieder besaß. Er lag auf dem Bauch, wobei seine halb abgespreizten Flügel Kopf und Hals bedeckten. Der ganze Körper sah so verdreht aus, als wäre er in einen Wäschetrockner geraten.

Einen Moment lang betrachtete ich das leblose

Tier, dann drehte ich es mit der Fußspitze auf den Rücken, so daß ich seinen Kopf sehen konnte.

Es war der typische Kopf eines Raubvogels mit einem großen gebogenen Schnabel. Die starren Augen hatten auch im Tod noch etwas von dem adlerartigen Ausdruck, der Schnabel war leicht geöffnet und die Krallen eigenartig verkrampft, als hätten sie im Todeskampf an einem Phantom vorbei ins Leere gegriffen.

Ich hatte noch nie einen Vogel in einer so merkwürdigen Stellung gesehen.

Dafür sah ich am Hals des Tieres etwas Vertrautes: kleine Löcher, in deren Umgebung das Gefieder durch geronnenes Blut verklebt war.

Zumindest brauchte ich nicht weiter zu spekulieren, wie der Raubvogel umgekommen war. Nach dem Kater und dem Hund hatte jetzt also auch ein Raubvogel Bekanntschaft mit meinen Hühnern gemacht. Dabei stellte ich fest, daß mir gegenüber dem Ableben der beiden Vierbeiner der Tod dieses Raubvogels überhaupt nichts mehr ausmachte. Ich konnte sogar mit einer gewissen Schadenfreude darüber spekulieren, was für ein böses Erwachen es für diesen Vogel gewesen sein mußte, als er sich in Erwartung einer leichten Beute auf die Hühner gestürzt hatte. Inzwischen war er sicher schon in den ewigen Jagdgründen der Tiere angekommen und überlegte verzweifelt, wie er den anderen sein vorzeitiges Ableben erklären sollte. Denn von Hühnern ins Jenseits befördert zu werden war für einen Raubvogel schon mehr als peinlich. Aber vielleicht stieß er auch auf Mitgefühl. Irgendwo in einer Ecke mußten ganz kleinlaut ein Kater und ein Hund sitzen. Die würden sicher Verständnis für ihn haben.

Ich hob hinter dem Salatbeet ein Grab für den Vogel aus und brachte ihn ohne große Formalitäten unter die Erde. Da Regenwürmer bei meinen Hühnern höher im Kurs standen als Salat, ließen sie vorübergehend von dem Grünzeug ab und nahmen in gewohnter Weise an der Bestattung teil.

Die nächsten Tage verliefen relativ ruhig. Die Hühner waren ausgesprochen friedlich und beschränkten sich darauf, mein Salatbeet abzuräumen und Regenwürmern nachzustellen, die es wagten, ihren Kopf aus der Erde zu stecken. Auch die rhetorischen Fragen meiner Nachbarn nach dem Verbleib ihrer Tiere wurden immer seltener.

Ich wollte mich gerade auf einen friedvollen Sommerausklang einstellen, als ich eines Morgens ein neues Opfer der Hühner fand.

Es lag direkt unter ihrem Baum und war mit seinem roten Fell und dem buschigen Schwanz unschwer als Fuchs zu identifizieren.

Ich schenkte den Löchern in seinem Hals keine weitere Beachtung und bestattete ihn in der Nähe des Raubvogels. Die Hühner nahmen wie immer (es ereilte etwa drei Dutzend Regenwürmer das Schicksal) an der Beerdigung teil. Da ich weder meinen Zaun noch den Luftraum über meinem Garten für andere Tiere vollständig dichtmachen konnte, wurden die

Bestattungen zu einem festen Bestandteil meiner «Gartenarbeit». Dabei hatte ich den Eindruck, daß die Hühner wegen ihrer Vorliebe für Regenwürmer meine Tätigkeit als Totengräber gezielt förderten. Denn kaum kam ich nach Hause und warf von der Terrasse aus einen Blick in den Garten, versammelten sie sich zu einem tippelnden Reigen um ihr jeweils jüngstes Opfer, um mich so zu einer möglichst umgehenden Bestattung zu motivieren.

Dies betraf in den folgenden zwei Wochen einen mittelgroßen Mischlingshund, einen Rauhhaardackel, zwei Katzen, ein Wiesel, eine Ratte und zwei Raubvögel. Im übrigen standen andere Sorgen im Vordergrund, denn wie so oft in den Sommerferien häuften sich die Einbrüche in unserer Gegend, die wegen ihrer peripheren Lage und den einzeln stehenden Villen auf Ganoven recht anziehend wirkte. Abends achtete ich deshalb besonders gut darauf, daß alle Türen und Fensterläden fest verschlossen waren. Eines Nachts wurde ich von einem plötzlichen Geräusch geweckt, das aus dem Garten kam und sich wie heftiges Flügelschlagen anhörte. Noch bevor ich mich richtig im Bett aufgesetzt und auf das Klatschen konzentriert hatte, war es schon wieder vorbei. Einen Moment lang kämpfte ich mit der Versuchung, mich einfach wieder auf die Seite zu drehen und weiterzuschlafen, doch dann siegte meine Neugier. Ich trat ans Fenster und blickte in den Garten hinunter. Trotz der dunklen Nacht konnte ich die Umrisse der Hühner gut erkennen; sie hockten wie immer dicht nebeneinander auf ihrem Ast. Das Mondlicht warf den Schatten ihres Baumes wie die Umrisse einer überdimensionalen Faust auf den Rasen.

Ich wollte gerade wieder ins Bett gehen, als ich am Rand der Faust einen fingerförmigen Auswuchs entdeckte, den ich dort noch nie gesehen hatte. Da ich jeden Abend vor dem Schlafengehen von meinem Fenster aus einen letzten Blick auf die Hühner warf, hatte sich die normale Silhouette des Baumes fest bei mir eingeprägt. Was dort lag, gehörte nicht dazu und sah auf den zweiten Blick aus wie ein langes Stück Kaminholz. Ich holte die Taschenlampe aus dem Nachttisch und leuchtete hinunter. Obwohl wegen der Entfernung nur wenig Licht im Garten ankam, konnte ich schnell erkennen, was da lag.

Durch die Aktivitäten der Hühner hatte ich mich inzwischen an einiges gewöhnt, aber was ich jetzt sah, das konnte und wollte ich nicht wahrhaben.

Einen Moment lang hoffte ich, daß mir die Beleuchtung und meine Müdigkeit einen Streich spielten, aber weder Blinzeln noch Wegsehen änderten etwas an dem, was da lag. Trotz der schlechten Beleuchtung war jeder Zweifel ausgeschlossen.

Was dort aus dem Schatten des Baumes hervorsah, war der Arm eines Menschen.

Langsam ging ich zurück in mein Zimmer, setzte mich auf die Bettkante und atmete erst ein paarmal tief durch.

Dann trat ich wieder ans Fenster.

Der Arm war noch da.

Tatsächlich hatten meine Hühner mich in den letzten Wochen so an den Umgang mit toten Körpern gewöhnt, daß ich mir bei den häufigen Beerdigungen schon manchmal selbst kalt und abgestumpft vorkam. Doch was da jetzt im Garten vor mir lag, war eine neue Dimension, war so unglaublich, daß es mir zunächst nicht gelang, meine Gedanken zu ordnen.

Ich setzte mich noch einmal aufs Bett und ging dann wieder zum Fenster und sah hinaus.

Der Arm blieb da.

Ich hatte ohnehin keine große Hoffnung gehabt, daß er von selbst verschwinden würde. Alle von meinen Hühnern inszenierten Alpträume hatten bisher der Realität standgehalten.

Ich atmete tief durch und ging hinaus.

Ich dachte, daß ich mich inzwischen an den Anblick durchlöcherter Hälse gewöhnt hätte. Aber Wunden auf glatter Haut, weder von Fell noch von Federn bedeckt, waren wirklich eine neue Dimension des Grauens.

Es wurde die größte Grube, die ich bisher ausgehoben hatte, und es dauerte fast zwei Stunden, bis sie tief genug war, um den Körper und die Werkzeuge, die neben ihm lagen, aufzunehmen. Als ich endlich die letzte Schaufel Erde über das Grab geschüttet hatte, war ich hundemüde und die Hühner rappelsatt. So viel Regengewürm hatten sie noch nie auf einmal gefressen. Als wir wieder schlafen gingen, watschelten sie wie Mehlsäcke hinter mir her und schafften es nur mit letzter Mühe, auf ihren Ast zu kommen.

Am nächsten Tag beschloß ich, meinen diesjährigen Sommerurlaub abzublasen und zu Hause zu bleiben. Ich war inzwischen zwar davon überzeugt, daß die Hühner gut auf sich und das Grundstück aufpassen konnten, aber irgendwie hatte ich das Gefühl, daß ich die Tierchen und mein Anwesen besser nicht aus den Augen lassen sollte.

So verbrachte ich die nächsten Monate zu Hause, kümmerte mich um die Hühner und meinen Garten, der inzwischen sicherlich der am besten umgegrabene in der ganzen Gegend ist.

Falls Sie die heimische Presse verfolgen, ist Ihnen bestimmt nicht entgangen, daß unsere Gegend inzwischen als eine Oase der Ruhe gilt. Das bezieht sich nicht nur auf die deutlich rückläufige Einbruchskriminalität, sondern auch darauf, daß die Zahl streunender Tiere und die Zahl der Raubvögel stark abgenommen hat. Die verschiedenen Experten rätseln zwar noch über die Ursachen dieser erstaunlichen Entwicklung, aber Bewohnern unserer Gegend kann dieser Trend zu mehr Sicherheit und Ruhe eigentlich nur recht sein.

Vielleicht mit Ausnahme meiner beiden Nachbarn. Sie hatten sich nämlich, nach einigen Wochen der Trauer über den Verlust ihrer vierbeinigen Lieblinge, jeweils neue Haugenossen zugelegt, meine Nachbarin eine neue Katze, mein Nachbar einen neuen großen Hund. Doch bereits nach wenigen Tagen waren auch diese Tiere wieder verschwunden, und auch die Nachfolger dieser Tiere lösten sich schnell in Luft auf.

So vermißt meine Nachbarin seit letzter Woche ihre fünfte Katze, und mein Nachbar hat mir vorgestern mit Tränen in den Augen berichtet, daß ihm das Tierheim Hausverbot erteilt habe. Es gehe nicht länger an, daß er sich alle drei Wochen einen neuen Hund hole und ihn dann zwei Tage später als vermißt melde.

Dann geschah das, was einfach kommen mußte. Es klingelte an meiner Tür.

Ein Herr in einem Trenchcoat stand draußen. Er hätte mir seine Polizeimarke gar nicht zeigen müssen.

«Darf ich hereinkommen?» fragte er höflich.

Ich führte ihn ins Wohnzimmer.

Er komme wegen eines Hinweises aus dem Tierheim, erklärte er mir, da man sich dort wegen der verschwundenen Hunde Sorgen mache.

Das Wort «Sorgen» betonte er ganz merkwürdig und sah mich dabei mit gerunzelter Stirn bedeutungsvoll an. «Wie gut kennen Sie Ihren Nachbarn?» fragte er mich, als wir auf den Sesseln am Fenster Platz genommen hatten.

«Kaum», gestand ich, «wir wechseln einmal die Woche einige belanglose Sätze auf der Straße oder über den Zaun.»

«Haben Sie mitgekriegt, daß Ihr Nachbar in den letzten Monaten ständig Hunde aus dem Tierheim geholt und anschließend als vermißt gemeldet hat?»

«Er hat mir so etwas angedeutet.»

Der Kriminalbeamte beugte sich mir entgegen und setzte eine verschwörerische Miene auf. «Diese Hunde sind nie wieder irgendwo aufgetaucht», erklärte er gedämpft. Der Klang seiner Stimme ließ ahnen, daß er hinter dem Schicksal dieser Tiere etwas Ungeheuerliches vermutete.

Ich beugte mich ebenfalls vor und zuckte verständnislos mit den Schultern.

«Und», fragte ich, «was vermuten Sie?»

Er sah mich nachdenklich an. Offenbar dachte er darüber nach, ob er mir seinen Verdacht mitteilen sollte.

Ich sah hinaus in den Garten. Die Hühner tippelten friedlich zwischen dem Herbstlaub herum und zupften an allem, was noch grün war. Ihr buntes Gefieder paßte gut zu den Herbstfarben der Pflanzen und den abwechslungsreichen Tönungen des Rasens, der wie ein riesiges Schachbrett aus unterschiedlich großen Rechtecken aussah.

Der Beamte sah ebenfalls hinaus.

«Schöne Hühner», meinte er.

«Ja», bestätigte ich.

«Haben Sie noch mehr Tiere?»

«Nein.»

Mit leicht zusammengekniffenen Lidern sah er mich entschlossen an.

«Kulinarische Sodomie!» zischte er mir zu.

Ich starrte ihn fassungslos an.

«Was?»

«Kulinarische Sodomie», wiederholte er. «Wir vermuten, daß Ihr Nachbar die Hunde aus dem Tierheim geholt hat, um sie zu essen!»

«Mein Gott!»

Es war das erste Mal, daß ich mit einem Fall von kulinarischer Sodomie konfrontiert wurde.

Unglaublich, was es alles gab und womit sich die Polizei befassen mußte!

Ich zuckte hilflos mit den Schultern.

«Wie kann ich Ihnen helfen?» fragte ich.

«Uns fehlen noch die Beweise», erklärte der Beamte. «Halten Sie die Augen offen, und wenn Ihnen irgend etwas auffällt, dann rufen Sie uns an.»

Er erhob sich und drückte mir seine Visitenkarte in die Hand.

«Wir brauchen Beweise!» erklärte er mir in der Tür. Dann war er draußen.

Diesen Besuch mußte ich erst einmal verdauen. Ich goß mir einen Cognac ein und sah in den Garten hinaus. Merkwürdig, daß sie nur meinen Nachbarn wegen der Hunde unter die Lupe nahmen, obwohl der Katzenverschleiß meiner Nachbarin doch mindestens so groß war.

Aber wahrscheinlich galt kulinarische Sodomie bei Katzen eher als Kavaliersdelikt. Wie hatte mir einmal ein Koch gestanden: Jeder zweite Hase, der in Europa auf den Tisch kommt, ist in Wirklichkeit eine

Katze. Wahrscheinlich aßen die Polizisten auch selbst alle Katzen, die sie auf ihren Blaulichtfahrten überfuhren. Ich sah nachdenklich hinaus zu den Hühnern, die zufrieden auf meinem Patchwork-Rasen herumtippelten. Der Besuch des Beamten gab mir zu denken. Es war wohl doch keine so ruhige Wohngegend, in der ich lebte. Vielleicht sollte ich es mal wieder mit dem Stadtleben probieren.

Wenn Sie daher in den nächsten Tagen dieses Angebot im Immobilienteil unserer Zeitung: «Haus in ländlicher Lage» entdecken, dann wundern Sie sich nicht über den günstigen Preis. Denn wenn ich mich zu etwas entschlossen habe, dann möchte ich nicht, daß es an finanziellen Überlegungen scheitert.

Sehen Sie sich das Haus ruhig einmal an. Falls es Sie nicht stört, daß Ihre Nachbarn Hunde und Katzen essen, werden Sie für diesen Preis so schnell nichts Besseres finden. Wahrscheinlich werden Sie sogar erstaunt fragen, wo der Haken an dieser Sache sei.

Es gibt keinen.

Ich habe lediglich eine kleine Bitte. Meine Haustiere haben sich so an ihre Umgebung gewöhnt, daß es unmenschlich wäre, sie umzuquartieren. Deshalb müßten sie mit dem Haus übernommen werden.

Sie brauchen sich deswegen jedoch keine Gedanken zu machen, es handelt sich lediglich um vier Hühner.

Die vegetarische Konferenz

Als praktizierender Arzt wurde ich immer wieder von meinen Patienten auf alternative Behandlungsmethoden angesprochen, so daß ich mich bereits seit einiger Zeit nach einer geeigneten Weiterbildungsmöglichkeit in diesem für mich neuen Bereich umgesehen hatte. Einige meiner Kollegen waren auf diesem Sektor schon ebenso aktiv wie erfolgreich, wobei sie besonders einen Aspekt dieser Betätigung immer wieder euphorisch hervorhoben: daß er unabhängig von den Krankenkassen, also bar auf die Hand abgerechnet werden konnte.

Ein ehemaliger Studienkollege von mir hatte sich inzwischen mit Akupunktur eine goldene Nase verdient, indem er die breite Grauzone zwischen Schulmedizin und Scharlatanerie mit seinen Nadeln spickte. Dabei nutzte er den bei zivilisierten Menschen häufig festzustellenden Mangel an Selbstdisziplin und setzte bevorzugt Rauchern und Übergewichtigen Nadeln gegen ihre Sucht.

«Warum nicht bei Trinkern?» fragte ich ihn einmal.

«Vom Trinken bekommt man weder Übergewicht noch Reizhusten, man fühlt sich gut dabei und hat deshalb auch kein schlechtes Gewissen. Oder?»

Sein «Oder?» klang wie ein Appell an meine Solidarität, so daß ich das Thema Alkohol ausklammerte.

«Hilft die Akupunktur denn gegen Übergewicht und Nikotin?»

«Manchmal», antwortete er grinsend, «wobei es jedoch nicht leicht ist, die entsprechenden Punkte zu treffen.»

«Und wie orientierst du dich dabei?»

«Es gibt Karten der Haut, auf denen die eingezeichnet sind.»

«Alte chinesische Karten?»

Er grinste.

«Chinesen hatten diese Probleme nicht. Dick sein und Rauchen waren bei ihnen ein kultiviertes Privileg der Reichen.»

«Sind deine Patienten nicht sauer, wenn sie für ihr Geld keinen Erfolg sehen?»

Mein Freund lachte.

«Ich sage vorher jedem Patienten eindringlich, daß der Erfolg der Behandlung von seiner Charakterstärke abhängt. Wenn er trotzdem wieder zuviel ißt oder raucht, weiß er, bei wem die Schuld liegt.»

«Glaubst du denn an die Wirkung der Akupunktur bei Dicken und Rauchern?»

Wieder lachte er.

«Muß der Zauberer an sein Kaninchen glauben, damit das Publikum zu ihm kommt...?»

Ein anderer meiner Kollegen befaßte sich mit Homöopathie und verkaufte seinen Patienten direkt über den Praxistisch allerlei Mixturen und Säfte. Da wir uns nicht so gut kannten, wollte er mir keine Einzelheiten verraten. Aber er machte keinen Hehl daraus, daß er in der Naturheilkunde die Zukunft der Medizin und die seiner Praxis sah.

Dagegen war ich ein rechter Anachronist. Wenn sich nicht bald etwas in meiner Praxis änderte, würde der Zug in die medizinische Zukunft ohne mich abfahren. Daher kam mir die Einladung zu einem viertägigen Kongreß in einem Schweizer Wintersportort über «Vegetarisch-diätetische Behandlungsmethoden» wie gerufen, und ich meldete mich umgehend an. Die Tagung wurde von einer Pharmafirma gesponsert, deren Spitzenprodukt, ein Eiweißpräparat auf pflanzlicher Basis, großformatig auf der Rückseite der Einladung prangte.

Da das nichtmedizinische Publikum von solchen Veranstaltungen so gut wie nie etwas erfährt, ein Blick hinter die Kulissen ärztlicher Aktivitäten aber durchaus reizvoll sein kann, habe ich die vier Kongreßtage für den interessierten nichtmedizinischen Leser chronologisch skizziert:

Der 1. Tag

Der Tag der Anreise. Da der Kurort und die Zufahrt zu dem Tagungshotel für Kraftfahrzeuge gesperrt waren, mußten die Autos der Kongreßteilnehmer auf einem großen Parkplatz außerhalb des Ortes abgestellt werden. Von dort ging es mit einer uralten Zahnradbahn über unwegsames und felsiges Gelände steil bergauf zu dem malerisch gelegenen Ort. Da die Skisaison noch nicht begonnen hatte, herrschte in den engen Straßen noch Ruhe. Unser Hotel war ein alter Prachtbau, einsam am Ortsrand gelegen, der während der Zeit der Tagung ausschließlich Teilnehmer beherbergte.

Vor dem Abendessen trafen sich die zahlreichen Teilnehmer aus dem In- und Ausland erstmals in dem großen Speisesaal. Zunächst begrüßte uns der Direktor des Hotels, danach trat ein leitender Herr der ausrichtenden Pharmafirma ans Mikrophon und gab in wohlgesetzten Worten seiner Freude Ausdruck, daß sein Unternehmen diesen wichtigen Kongreß habe organisieren dürfen und daß so viele Ärzte der Einladung gefolgt seien. Dies gelte besonders für die namhaften Referenten, die er uns einzeln und unter besonderer Würdigung ihrer wissenschaftlichen Leistungen vorstellte.

Während dieser Vorreden wurden verschiedene Gemüsesäfte als Begrüßungscocktail gereicht, dazu gab es Canapés mit Gurken- und Auberginenscheibchen. Einige Teilnehmer verlangten lautstark nach einem Bier, was von den Kellnern mit bedauerndem Achselzucken abgelehnt wurde.

Danach hielt Professor E., der Leiter des Kongresses und Ehrenvorsitzende des Bundesverbandes deutscher Vegetarier, sein Einführungsreferat über die Gefahren von tierischem Eiweiß und die Vorzüge einer vegetarischen Ernährung. Dabei ging er auch auf die als «Rinderwahnsinn» bekannte Viehseuche ein und ließ keinen Zweifel daran, daß nach seiner Ansicht das Übergreifen dieser Krankheit auf den

Menschen unmittelbar bevorstehe und uns allen ein langsames und grauenvolles Siechtum drohe. Nur der sofortige und konsequente Verzicht auf jede Form von tierischem Eiweiß lasse uns noch eine Minimalchance zum Überleben.

Um diese elementare Forderung zumindest während des Kongresses in die Tat umzusetzen, habe er Professor K. von der Universitätsklinik in Osaka für diese vier Tage mit der Leitung der Hotelküche betraut.

Der japanische Experte, ein bekanntermaßen radikaler Vegetarier und Autor des vieldiskutierten Buches «Die Sojabohne und ich», hatte weltweites Aufsehen erregt, als er seine Glaubensbrüder zu Selbstverbrennungen vor Steakhäusern aufgerufen hatte. Da ihm seine Anhänger dabei den Vortritt lassen wollten, konnte die Aktion lediglich erreichen, daß in einigen dieser Restaurants das umstrittene Flambieren von Rinderfilets eingestellt wurde.

Am Ende seiner Einführung gab Professor E. bekannt, daß zur Harmonisierung von Theorie und Praxis während der Kongreßtage weder tierisches Eiweiß noch Alkohol serviert würden.

Mein Nachbar zur Rechten, der aus dem Westfälischen stammte, konnte seine Empörung nicht verbergen.

«Das stand nicht auf der Einladung!» stammelte er.

«Doch», korrigierte ihn mein Nachbar zur Linken mit bairischem Akzent, «ganz kleingedruckt auf der letzten Seite.»

Dabei griff er in seine Brusttasche und zeigte uns einen mit Pflanzenmotiven bemalten Flachmann.

«Enzian», erklärte er uns mit einem selbstgefälligen Lächeln, «ich bin nicht zum ersten Mal auf einem solchen Kongreß!»

Zum Abendessen gab es zunächst eine Grünkohlsuppe, dann Wirsingauflauf mit Buttermilch und als Dessert Apfelscheiben mit Kefir. Die Tischgespräche hatten mehr den Charakter eines kollektiven Murrens, und die Kellner bekamen viel Arbeit, weil sich die vollen Teller beim Abräumen kaum stapeln ließen.

Der 2. Tag

Beim Frühstück verlangten einige Unbelehrbare lautstark nach Eiern, Wurst und Schinken. Ein wohlbeleibter Kollege versuchte einen verzweifelten Kellner, der sich wie ein Wurm wand, mit einem dicken Geldschein zu bestechen. Aber auch er bekam nur das stereotype Achselzucken, mit dem das genervte Personal fast jede Bestellung beantwortete.

Um zehn Uhr hielt der japanische Professor einen Vortrag über die ernährungspolitische Bedeutung der Sojabohne, wobei er die schier unerschöpflichen kulinarischen und medizinischen Möglichkeiten dieser Pflanze hervorhob. Dabei erwähnte er beiläufig, daß Soja auch ein wichtiger Bestandteil des inzwischen allgemein bekannten Eiweißpräparates sei, das uns von jeder Wand des Hotels herab ansah.

Danach sprach ein Experte aus Hongkong über die Möglichkeiten, Bambus bei der Behandlung unterschiedlichster Krankheiten einzusetzen. Dabei kam er auch auf die Impotenz zu sprechen.

«Wie man die Impotenz mit Bambus behandelt, ist doch ein alter Hut!» gickelte mein bayrischer Nachbar. Offenbar hatte er immer noch nicht die richtige Einstellung zu diesem Kongreß gefunden.

Nach dem Mittagessen, das ganz im Zeichen der Sojabohne stand, referierte ein Professor aus Neuseeland über die medizinische Bedeutung der Zwiebel. Der Vortragende wurde uns als führende Kapazität auf dem Gebiet der experimentellen Zwiebelforschung vorgestellt und hatte sich in seiner Habilitationsschrift mit dem Einfluß der australischen Buschzwiebel auf das Paarungsverhalten des Schnabeltieres beschäftigt.

Die Aufmerksamkeit des Auditoriums litt etwas unter dem allgemeinen Magenknurren, das wie ein fernes Donnergrollen über dem Konferenzsaal lag. Als der Referent auf das Schnabeltier zu sprechen kam, fragte mich mein westfälischer Nachbar mit triefender Zunge, ob man Schnabeltier gekocht oder gegrillt verzehre. Ich wußte auch nur, daß man den Schnabel nicht mitessen konnte.

Der 3. Tag

Professor E. berichtete beim Frühstück mit vor Erregung bebender Stimme, daß nachts in der Hotelküche eine Massenschlägerei um ein hartgekochtes Ei stattgefunden habe. Mein westfälischer Nachbar knurrte etwas Unverständliches. Er hatte ein blaues Auge und war ganz schlecht gelaunt. Dagegen machte mein bayrischer Nachbar trotz seiner Enzianfahne einen durchaus aufgeräumten Eindruck.

Um zehn Uhr sprach eine Professorin von der vegetarischen Hochschule in Winterthur über den Unterschied der Proteine in Gemüse und Schweinefleisch. Da das Auditorium die Erwähnung des Wortes «Schwein» regelmäßig mit langanhaltendem Beifall bedachte, wurde sie mit ihren Ausführungen gerade bis zum Mittagessen fertig.

Als wir beim Nachtisch (Rhabarber) waren, brachte die Schweizer Bergwacht drei Kongreßteilnehmer, die sie auf einer Waldlichtung aufgegriffen hatten. Das Trio war dabei überrascht worden, als es gerade ein gewildertes Murmeltier über einem offenen Feuer briet.

Nachmittags fanden Seminare in kleinen Gruppen statt, bei denen die heilende Wirkung der unterschiedlichen Pflanzen bei verschiedenen Krankheiten besprochen wurde.

Mein bayrischer Nachbar nahm nicht daran teil und zog sich auf sein Zimmer zurück.

«Ich halte mein eigenes Seminar ab», hatte er fröhlich erklärt, «über Enzian.»

Der 4. Tag

Nach dem Frühstück hielt Professor E. sein Schlußreferat über die Stabilisierung des psychischen

Gleichgewichtes durch vegetarische Ernährung. Er sah müde und abgespannt aus. Danach erhielten wir eine Bescheinigung für das Finanzamt und eine Urkunde über die erfolgreiche Teilnahme.

Es war ein sehr eindrucksvolles Dokument. Gefällig gerahmt und am richtigen Platz in der Praxis aufgehängt, mußte es jedem Patienten das Gefühl vermitteln, von einem Experten der Naturheilkunde behandelt zu werden.

Nachdem ich in Ruhe meinen Koffer gepackt hatte, zahlte ich die Hotelrechnung und fuhr zusammen mit den letzten Gästen hinunter ins Tal.

Als ich auf dem Parkplatz vor meinem Auto stand, bemerkte ich, daß meine Schlüssel fehlten. Als ich beim Bezahlen an der Rezeption nach meinem Scheckheft gesucht hatte, waren sie noch dagewesen. Also mußte ich sie dort liegengelassen haben.

Fluchend fuhr ich noch einmal mit der Bahn nach oben und eilte zurück ins Hotel. Da inzwischen alle Gäste das Haus verlassen hatten, wirkte der große Bau wie ausgestorben. Auch die Rezeption war verwaist. Ich wollte gerade auf den Klingelknopf drücken, als ich aus der Hotelbar fröhliches Gelächter und den Knall von Sektkorken hörte. Ich ging weiter und blickte in den Raum, in dem in den letzten Tagen nur Gemüsesäfte ausgeschenkt worden waren.

Die Zeit der Askese schien offensichtlich vorbei zu sein, denn am Tresen lümmelten sich die Referenten zusammen mit dem Vertreter der Pharmafirma und dem Hoteldirektor, der gerade Champagner in die

Gläser der Veranstalter füllte. Alle schienen prächtiger Stimmung zu sein.

Da ich noch eine lange Fahrt vor mir hatte, wollte ich mich nicht lange aufhalten und machte wieder kehrt, um zur Rezeption zurückzugehen. Dabei stieß ich an der Ecke des Flures mit einem Kellner zusammen, der gerade mit einem vollbeladenen Tablett Richtung Bar eilte. In dem lauten Lachen und Gläserklingen hatten wir uns nicht gehört und prallten praktisch ungebremst zusammen. Der Kellner versuchte noch durch eine seitliche Drehung sein Tablett zu stabilisieren, traf dabei jedoch mit seinem Ellenbogen so in meine Magengrube, daß ich in die Knie ging. Auch das Tablett war nicht mehr zu retten, und ehe ich recht wußte, wie mir geschah, hatte ich es mit allem, was darauf war, über mir.

Wir befanden uns direkt neben einem großen Spiegel, so wurden uns die Folgen dieses Zusammenpralls wie auf einem Sofortbild vor Augen geführt.

Der Kellner stand wie benommen neben mir und blickte fassungslos auf mich herab. Für den Professor aus Osaka mußte ich jetzt aussehen wie das personifizierte Böse: Mein Kopf und meine Schultern waren mit Sauerkraut und Püree verklebt, dazwischen hingen allerlei Würste und die appetitlichsten Fleischstücke. Das starre Gesicht des Kellners hatte jede Farbe verloren. Er sah aus wie der Auktionator, dem beim Zuschlag des Rekordgebotes die Ming-Vase herunterfällt.

Dann bückte er sich langsam und hob eine fette

Scheibe Bauchfleisch auf, die auf seinem Schuh lag. Nachdenklich betrachtete er das triefende Stück in seiner Hand, dann ging sein Blick langsam zu dem Poster mit dem Eiweißpräparat, das neben dem Spiegel hing. Ganz allmählich kehrte die Farbe in sein Gesicht zurück.

Er deutete mit zitternder Hand auf das Poster.

«Damit wäre das nicht passiert!» meinte er leise. Ich nickte und entfernte einige Würste von meiner Schulter.

«Ich habe Sie nicht gehört», meinte er traurig und sah versonnen auf die verstreuten Reste der opulenten Schlachtplatte. Allein für das, was an mir klebte, hätte mancher Kongreßteilnehmer einen Mord begangen.

«Tut mir leid», versuchte ich auch mein Bedauern zu formulieren. Im Hotel hatte der Gast zwar immer recht, aber der arme Kellner tat mir leid. Es war sicher das am besten gehütete Geheimnis dieses Hotels gewesen, das jetzt hier auf dem Boden lag.

«Ich dachte, alle Gäste wären abgereist», sagte er traurig.

«Ich hatte meine Schlüssel an der Rezeption liegenlassen», erklärte ich.

Ich zupfte mir einige Sauerkrautfäden aus den Augenbrauen, um wieder normal sehen zu können. Dann gingen wir gemeinsam zur Rezeption. Ich zog eine Spur aus Sauerkraut und Püree hinter mir her, die ab und zu von einem Stück Fleisch und einer Wurst unterbrochen wurde.

Der Kellner griff in eine Schublade und reichte mir meine Schlüssel.

Ich drückte ihm einen Schein in die Hand, um mich für meinen Anteil an dem Mißgeschick zu entschuldigen.

Ich wollte gerade in den Waschraum gehen, als er mich am Ärmel zurückhielt.

Er sah mich mit unverhohlener Neugier an.

«Könnten Sie mir etwas erklären?» fragte er. Sein Tonfall ließ erahnen, daß es sich um etwas für ihn außergewöhnlich Mysteriöses handeln mußte.

Als Arzt war ich es gewohnt, schwierige Zusammenhänge zu erklären. Ich nickte. Dabei löste sich eine kleine Püree-Lawine von meinem Kopf und platschte auf die Fliesen.

«Sie konnten hier weder skilaufen, noch haben Sie etwas Richtiges zu essen oder zu trinken bekommen...» Er sah mich lauernd an.

Ich nickte erneut, um ihn zum Fortfahren zu bewegen. Er holte tief Luft und zupfte mir etwas Sauerkraut vom Revers. Es war wie ein stilles Zeichen der Solidarität.

«Können Sie mir sagen, warum Sie so etwas freiwillig mitmachen?»

Sein Gesichtsausdruck unterstrich, daß dieses Rätsel außerhalb seiner Vorstellungskraft lag.

Ich mußte lächeln.

Seine Augenbrauen gingen erwartungsvoll nach oben.

Ich zuckte mit den Schultern.

Im gleichen Verlag

Dr. med. Ruedi Anderes

Gesund bleiben – Gesund werden

Ein medizinisches Handbuch für die gesunden und die kranken Tage, von der Geburt bis ins Alter, unter besonderer Berücksichtigung des Kindesalters.

Ein medizinischer Ratgeber, geschrieben von einem Praktiker, für den Alltagsgebrauch, aber auch ein nützliches Kompendium für die praxisbezogene medizinische Grundausbildung von Arztgehilfinnen und Pflegepersonal.

Kaspar Trechsel

«Du – Herr Doktor!»

Variationen auf das Thema «Arzt und Patient»

Mit diesen Variationen – Geschichten und Glossen – soll das Verständnis des Patienten für seinen Arzt als Mensch und Partner gefördert werden. Ob Arzt oder Ärztin: ein Wust von Klischees und Vorurteilen umgibt sie.

In Ihrer Buchhandlung

Mehr Infos? Postkarte genügt:

Edition Hans Erpf · Bern/München

Postfach 6018 · CH-3001 Bern